女中醫給忙碌上班族的第1本養生書

羅珮琳

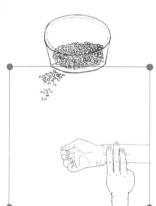

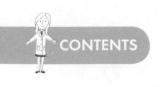

CONTENTS

Chapter 1 中醫的健康觀

在中醫學的發展過程中，始終本著「人與天地相參」的論點，人體是一個小宇宙，而天地是一個大宇宙，小宇宙應該圍繞著大宇宙運行，因此四季對應五臟，各有不同陰陽消長。

Chapter 2 作息

我們常說的養生，是要休養生息，讓身體找回原始的平衡，不但能夠無病先防，還能夠去病延年。最簡單的養生方式其實就是從規律的作息開始。

Chapter 3 飲食

「吃健康、喝好水」，利用飲食調養來達到去病延年的功效，西洋有一句俗諺「You are what you eat」。飲食習慣確實與身體健康息息相關。

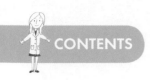

Chapter 4 運動

「妳從幾歲開始運動，身體就停留在那個年齡。」這個說法雖然誇張了點，但是運動確實能讓人常保年輕，也是讓女人青春永駐的祕方之一。

Chapter 5 女性養生

「女性以血為先天」，女性養生最著重養血，為什麼呢？
因為女性每個月的月事都與血息息相關。而與血最有關的臟腑就是肝、脾、腎。

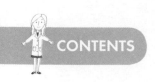

Chapter 6 男性養生

「男性以腎為先天」，男性保養注重於補腎。除了補腎之外，調肝、
補氣也是男性養生的一大重點。

Chapter 7 破解迷思

現在中醫也開始用現代化的實驗方式去做研究，中藥的成分可以用科學儀器分析，
療效也可以經由數據研究做出統計，因此，現在的中醫已經和過去不同。

Chapter 8 常見疾病居家調養

醫生的工作是治病，但是自己的健康必須要自己負責。日常生活中有一些小毛病，利用簡單的按摩與食療就可以達到改善的效果。

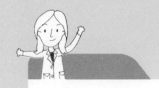

自　序

羅珮琳

　　當我向第一次見面的人自我介紹：「你好，我是羅珮琳，我的職業是中醫師。」伴隨而來的經常是「這麼年輕的女中醫師啊！」多數人對於中醫師的刻板印象還是留著長鬍子仙風道骨、容貌慈祥的長者，很難和年輕的女性做聯想。每每午夜夢迴，我也會想：我是怎麼成為中醫師的呢？進入中醫的領域，應該是一個陰錯陽差的緣分。

來自西醫世家，卻因緣際會走入中醫的世界

　　我的父親是西醫師，祖父也是，家中有許多父執也都是在西醫各個領域中職業。所以我是吃西藥長大的小孩，從小我沒有看過中醫，當然更沒有吃過中藥，對於同學中有人是吃「黑藥丸」或者身上貼著「狗皮膏藥」治病感到奇怪與不可思議。小時候每個人都曾經寫過的作文題目「我的志願」，那時的我曾經想過很多未來，我想創造有美感的東西，曾經想當建築師、室內設計師，我喜歡語文與邏輯也曾經未來想當律師、記者，或者像爸爸一樣做個濟世救人的西醫師，但從來就沒有想過「中醫師」這個選項。

　　大學聯考失利，我並沒有如願的考上醫學系，在其他與醫學相關的科系中，我選擇了物理治療學系，雖然是屬於復健醫學的一環，但是基本的解剖學、生理學、病理學甚至心理學都是必修的科目，進入西醫領域是非常迷人的，一切都是實事求是，表皮下的肌肉、血管、骨骼、韌帶、每一條細微的神經在我們的身體裡各司其職，所以我們身體能夠自由活動、能夠自然而然的呼吸、腦部充滿各種異想天

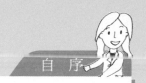

開的想法，西醫的知識就好像一把鑰匙，打開人體最隱密的一扇門，而這些知識是用來了解人體，而且能夠助人救人的。

　　畢業之後，原本有物理治療師的工作機會，但想要成為醫師的渴望還是在我心裡蠢蠢欲動著，於是我告訴父母，我還是想當醫師，我要報考「學士後醫學系」，父母雖然覺得女孩子不必這麼辛苦的當醫師，即便是考上了還要再花五年的時間念大學，但他們對於我的決定也是支持的。

　　學士後醫學系是指入學資格必須要先有一個學士學位才能報考，有點類似美國醫學系的學制，在美國，必須先修習四年有關生物或衛生科學相關的科系才能進入醫學系就讀。但在台灣的學士後醫學系的制度，好處是不限於醫學相關學系的學位，理工的、文學的、商學的都可以報考，因此所專長的不會僅僅只有醫學，從不同的觀點切入醫學未來發展的面向更多元。另一個好處是學士後的入學年齡一定已經超過22歲，這個時候的心理也比較成熟，更是經過深思熟慮才會考慮成為醫師。雖然當初是想成為西醫師，最後卻考上了學士後中醫學系成為中醫師，因此可以說是陰錯陽差的緣分。

中醫是經驗醫學，透過望、聞、問、切掌握病人整體狀況

　　學習中醫的路程，我可以說是從零開始。同學之中當然不乏原本就志在中醫甚至家學淵源中醫底子相當堅強的人，當然也有像我一樣中途轉彎進入中醫的門外漢。對於腦中都是西醫觀念的我，學習中醫可以說是一個全新的經驗，中醫的傳承以古方經典為主，學的是臟腑、經絡、氣血、陰陽，每一種藥物、處方、經絡、穴道都需要一一背誦，學校的老師經常說：「人是不會照著書本生病的，學的知識是死的，但是病人是活的。」因此和西醫醫學生需要見習與實習一樣，中醫的醫學除了學校的見習與實習之外，往往需要花更多的時間和具有專門的醫師跟診學習經驗。

　　在西醫學習的是實證醫學，但中醫卻是經驗的醫學，這對於已經習慣實證醫

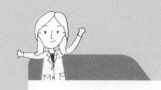

學的我無疑是很大的衝擊，中醫的診斷：望、聞、問、切四診雖然看似簡單，但是所觀察的觀點卻更全面，單純的一個頭痛是什麼樣的痛感？悶悶痛？刺痛？抽痛？痛到眩暈想吐？都代表著不同的意義。混亂的生活作息、吃冰、喝酒、熬夜都會影響身體的健康狀況。

雖然四診檢查不像西醫有X-ray 或MRI這一類影像檢查一目了然，但是中醫有自成一套的理論與邏輯，並且根據診斷用藥遣方，處方有所謂的君、臣、佐、使，用藥輕重各有不同，就如在沙場用兵遣將般需要謀略而對戰的敵人是頑強的疾病，而且中醫真正讓我覺得驚艷的是療效竟然不輸給西醫，甚至在一些西醫束手無策的疾病，中醫可以找到立足之點甚至有不錯的療效。我自己的痛經症是吃中藥治癒的，原本每個月必備的止痛藥早已束之高閣。自己開始執業之後，將中醫學以致用，發現在不孕症、大腸激躁症、自律神經失調、失眠等等疾病，中醫不僅僅只是輔助治療，單用中藥調理也可以得到不錯的效果。

過去中西醫的關係是比較緊張對立的，近幾年許多西醫師也開始認同中醫，我有些病患罹患多囊性卵巢症，西醫建議她們可以找中醫師調理體質。也有孕婦因為嚴重的妊娠水腫或者妊娠癢疹，西醫請她們求治於中醫才來看診的。

雖然如此，中醫也並非仙丹妙藥不是萬病都能治癒，畢竟只要是人就是會生病，而生病的原因有很多，可能是細菌、病毒引起的，也有可能是外界不好的毒素或者不良的飲食習慣所造成，有些可以治癒，有些疾病至今還是無解。無論中醫或者西醫都是救人的方法，各種醫學都有其盲點，了解自己的不足中醫與西醫能夠互相截長補短，才是病患最大的福氣。

好好照顧自己的身體，身體才會好好回報你

在門診經常會遇到病患問：「醫師，為什麼我會生這個病？」通常我會告訴他：「你這個疾病根據醫學研究和統計和A、B、C、D等等原因有關。」這是最安全的回答也是每位醫師的標準答案，但我心裡真正想回答是：「我不知道！我只有

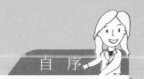
你看診的這幾分鐘和你見面，你的日常生活作息、吃什麼、用什麼、去過哪裡、做過什麼事情我並不清楚，因此生病的原因你應該問問你自己。」

　　每個人都不喜歡「生病」，而且大部分的人都認為治病是醫師的職責，病治不好也是醫生的錯。但是很多人往往忘記了身體是跟著我們幾十年的一具皮囊，這具皮囊也需要好好的保養與維修，一台汽車每跑五千公里都要進保養廠一次，我們的身體呢？使用了幾十年，有沒有好好的善待它呢？還是日也操、暝也操，將自己的健康當作本錢無所節制的揮霍？所以生病是自己造成的，在辦公室流行的小感冒，有人會被傳染、有人不會，這就是身體免疫力強弱的差異。如果你沒有好好照顧自己的身體，有怎麼希望身體能夠好好回報你呢？

正確的養生觀，就是預防醫學的概念

　　《女中醫給忙碌上班族的第一本養生書》這本書的發想，就是經常看見許多年輕的上班族過度忙碌，三餐不好好吃、睡眠也不定時睡，年紀輕輕身體就一堆毛病，因此希望給忙碌的上班族一些養生小建議。中醫有一具話「上工治未病」，最厲害的醫師不是幫人治病的醫師，而是在小病還沒有成為大病之前，在惡疾尚在萌發之初就能見微知著，將造成疾病的原因去除，也就是強調「預防醫學」的重要。中醫在預防醫學的功效其實一直深植國人心中，例如虛寒的體質或者女性生理期間要少吃冰冷的食物，但是很多人對於冰冷食物的認知僅在於剉冰、冷飲，而不知道其實西瓜、奇異果、火龍果、水梨也都是寒性食物。

　　對於想要了解中醫、想要好好養生的你，希望在閱讀完這本書之後能夠了解，中醫的理論並不會艱澀難懂，只要生活中小小的改變，就能讓你擁有正確的養生觀念並且活得更健康！

中醫的健康觀

在中醫學的發展過程中，

始終本著「人與天地相參」的論點，

人體是一個小宇宙，而天地是一個大宇宙，

小宇宙應該圍繞著大宇宙運行，

因此四季對應五臟，各有不同陰陽消長。

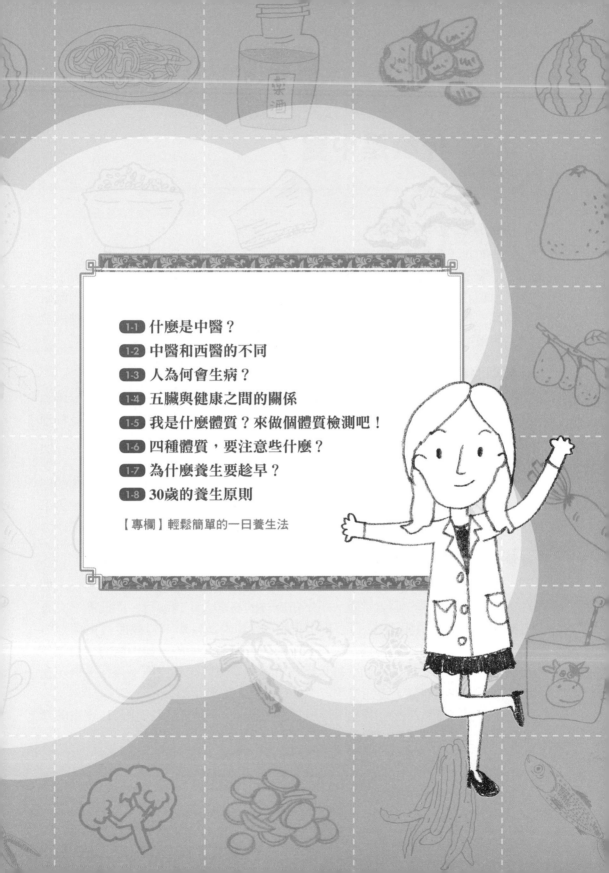

1-1　什麼是中醫？

● 中醫是科學中的哲學

若問我「什麼是中醫？」我一定會回答：「中醫是科學中的哲學。」

中醫是一門醫學這點無庸置疑，但有人會說：「中醫一點都不科學。」的確，以現在科學研究的方式看來中醫確實不科學，即使到了今天還沒有一個研究團隊能夠解答什麼是「經絡」，它既不是神經也不是血管，比較像是體內能量流的通道。

● 長期的科學實驗

但是中醫不科學嗎？早在幾千年前，我們的祖先就用中草藥與經絡等理論開始做人體實驗了，人有生老病死，先民生病了會嘗試著用隨手可得的植物治療，為了要辨別哪些植物具有治療功效，因此有「神農嚐百草之滋味，一日而遇七十毒」之說。

石器時代的先民生活刻苦過著茹毛飲血的生活，因此經常有關節疼痛的問題，為了止痛而拿起身邊的石片做擊打按摩的動作，沒想到竟然意外的解除了疼痛，這些石片後來演化成為了「砭石」，也就是針灸中針法的最早起源。

● 結合哲學與信仰的生活態度

在中醫學的發展過程中，始終本著「人與天地相參」的論點，人體是一個小宇宙，而天地是一個大宇宙，小宇宙應該圍繞著大宇宙運行，因此四季對應五臟，各有不同陰陽消長。這樣的理論，與其說是科學，對我而言更像是哲學，因為科學是可以看得到、摸得到，或者可以被證明的，但中醫的理論很多無法被現代科學證實。人們曾經也因為看不見空氣就認為空氣不存在，但現在我們除了知道有空氣，還知道空氣中分有氧氣、二氧化碳……等等。

中醫是一種哲學，一種信仰，一種生活態度，是先民留給我們最寶貴的資產，每個人都應該了解中醫，認識我們文化中的寶藏。

中醫的歷史源流

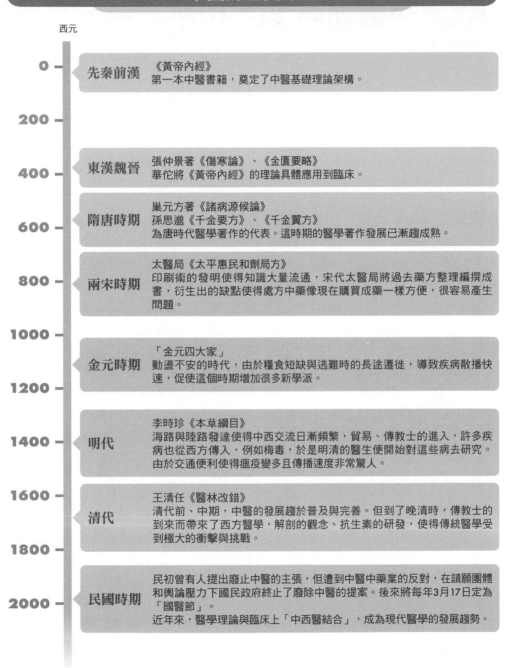

西元

0

先秦前漢 《黃帝內經》
第一本中醫書籍，奠定了中醫基礎理論架構。

200

400

東漢魏晉 張仲景著《傷寒論》、《金匱要略》
華佗將《黃帝內經》的理論具體應用到臨床。

600

隋唐時期 巢元方著《諸病源候論》
孫思邈《千金要方》、《千金翼方》
為唐時代醫學著作的代表。這時期的醫學著作發展已漸趨成熟。

800

兩宋時期 太醫局《太平惠民和劑局方》
印刷術的發明使得知識大量流通，宋代太醫局將過去藥方整理編撰成書，衍生出的缺點使得處方中藥像現在購買成藥一樣方便，很容易產生問題。

1000

金元時期 「金元四大家」
動盪不安的時代，由於糧食短缺與逃難時的長途遷徙，導致疾病散播快速，促使這個時期增加很多新學派。

1200

1400

明代 李時珍《本草綱目》
海路與陸路發達使得中西交流日漸頻繁，貿易、傳教士的進入，許多疾病也從西方傳入，例如梅毒，於是明清的醫生便開始對這些病去研究。由於交通便利使得瘟疫變多且傳播速度非常驚人。

1600

清代 王清任《醫林改錯》
清代前、中期，中醫的發展趨於普及與完善。但到了晚清時，傳教士的到來而帶來了西方醫學，解剖的觀念、抗生素的研發，使得傳統醫學受到極大的衝擊與挑戰。

1800

民國時期 民初曾有人提出廢止中醫的主張，但遭到中醫中藥業的反對，在請願團體和輿論壓力下國民政府終止了廢除中醫的提案。後來將每年3月17日定為「國醫節」。
近年來，醫學理論與臨床上「中西醫結合」，成為現代醫學的發展趨勢。

2000

1-2 中醫和西醫的不同

　　中醫與西醫一開始的起源其實是相類似的，都是人類發生疾病後開始尋找治療方式的一連串過程。西藥也是起源於具有療效的草本植物，例如西方人在感冒時會喝洋甘菊茶達到消炎、殺菌的功效，在這些具有療效植物中去尋找最有效的成分，再經過提煉或合成就成為西藥。例如植物麻黃成為麻黃素，紅麴成為降血脂肪的西藥statin。

● 西醫從解剖學出發，中醫評估整體狀況

　　在基礎理論的發展，中醫講究「木、火、土、金、水」五行，希臘則有「土、氣、水、火」四元素說。中西醫學在理論起源有相類似的根基，但是最後卻發展出完全不同的面向，分歧點在於「解剖學」的發展，傳統中國人受於「身體髮膚受之於父母」的觀念，因此解剖學不發達，轉而探索人體無形的能量、氣血、陰陽、經絡等，而西方醫學則因解剖學的興盛而架構出人體骨骼、肌肉、神經、血管，最後研究到細胞、DNA等微小結構。

　　西醫高度化發展之後，分科也就越精細，但是高度化發展之後反而有見樹不見林之慮，以頭痛為例，一般頭痛去看診通常是先給止痛藥，醫師如果覺得有必要檢查通常會安排個腦波或者斷層掃描，有部分患者所有檢查都做了，報告也都正常，但還是會頭痛；反觀中醫則是會根據個人的身體狀況判定是「氣虛」還是「血瘀」還是其他原因導致「不通則痛」，而不會僅專注於頭部的症狀。

● 彼此搭配互補

　　我曾經治療過一例腦部腫瘤的患者，在手術後還是幾乎天天頭痛，只能靠止痛藥度日，但用中醫這種看似很不科學的診斷方式以及很虛幻的辨證結果，吃幾周中藥後竟然可以治癒難纏的頭痛，但是如果沒有接受西醫的手術治療，病患也許早就因為腫瘤而喪失寶貴的生命。中醫與西醫都源於為疾病尋找治療的方法，雖然一個發展極端科學化、一個則成為哲學化，在不同理論架構下中醫與西醫兩者可以是互補的，一同守護全體人類的健康，為治療疾病找出新的契機。

中醫vs.西醫

中醫	vs.	西醫
臟象學、經絡學	學理基礎	解剖學、生理學、病理學
現象分析	著重觀點	物質基礎
望、聞、問、切	診斷方式	理學檢查、實驗室檢查、儀器檢查
全人概念，不分科	分科情況	注重專業，分科較細

● 常見對中、西醫的錯誤認知

● 中醫是調理身體，西醫可以治療疾病？！

中醫強項除了體質調養，也可治療像感冒、發燒的急性疾病。古籍《傷寒論》就是記載感冒這類疾病的醫書。

● 中醫效果慢，西醫效果快？！

調理體質而言，因為體質的改變是長年累積的，用中藥調理非一時一刻可以完成，所以會有中藥效果慢的誤解。如果是看感冒，中藥效果不會比西藥慢。

● 長期吃中藥會導致洗腎，吃西藥不會？！

「是藥三分毒」，只要錯誤的用藥，無論是中藥西藥都有可能造成肝腎功能的損害，甚至導致洗腎。

1-3 人為何會生病？

　　中醫認為，健康的人叫做「平人」。「平人者，不病也。」平人就是身體是在一個最平衡的狀況，不偏寒、不偏熱，氣血充盈，代謝正常。人為什麼會生病？當然就是身體的平衡出現問題。造成不平衡的原因可能與生活作息、飲食偏性、外界環境等等原因有關，當這些因子打破身體的平衡，導致寒熱失調、氣血衰弱、廢棄物堆積，而我們人體又沒有辦法調整回來，人就會生病。

● 寒熱失調

　　寒熱是身體表現出的現象。可以是自主的感覺（自己覺得畏寒、怕冷），也可以是身體的反應（手腳心發熱、顴骨熱、胸口熱）。正常的體質是不寒不熱。會造成寒熱失調的原因，有可能是先天的，例如孕婦如果喜食燥熱食物，生出的寶寶容易有熱性體質；或後天飲食生活習慣所造成，例如上班族吹冷氣喝冷飲者易變成寒性體質。

✛ **寒性體質（能量不足）**：精神萎靡、語音無力、短氣少言、面色無光、身寒怕冷喜熱、小便量多色淡、大便清稀。

✛ **熱性體質（能量過剩）**：精神興奮、聲音宏亮、煩躁多語、面色紅潤、身熱怕熱喜冷、小便量少色黃、大便偏硬。

● 氣血不足

　　氣和血都是維持生命基本功能的物質。古時候的先民觀察宇宙萬物，認為有一種看不見、也無法測量的能量推動世間一切的變化，這種動能稱之「氣」。而「血」基本上指的就是血液。雖然氣是無形的，血是有形的，氣與血在人體之內的關係卻是互相影響，中醫說「氣為血帥、血為氣母」，當一個人氣虛時，血液功能也會受到影響；而在大量失血時，人的元氣也會虛脫。

✛ **氣虛**：代表身體五臟六腑的機能衰退，體能表現包括：頭暈目眩、疲倦乏力、容易流汗、經常感冒、胃口不好、消化不良、遺尿等表現。

✛ **血虛**：代表身體五臟六腑以及經脈中血液的供給不足，體能表現包括：面色

蒼白甚至萎黃、唇色黯淡、頭暈、心悸、失眠、手腳發麻、皮膚乾燥、頭髮枯槁。

● 體內的廢棄物堆積

經常聽人說排毒，但是所謂的毒到底是指哪些？中醫其實並沒有「排毒」的說法，目前流行的排毒，並不是要排出身體裡面的「毒素」，而是要活化身體機能、減少體內不好物質的產生，這些不好的物質包括有：

✢ **血瘀**：產生原因是血液的流通不暢或是局部有瘀血停滯，外傷、內出血、氣血循環不暢都會導致血瘀的發生。血瘀的表現包括：疼痛部位固定、局部疼痛如針刺，或者體內發生腫塊、面目暗黑、唇舌青紫。

✢ **氣鬱**：氣在人體體內應該是通行無礙的，當氣機的流通發生阻礙時，臟腑經絡內就會發生不好的變化，稱為氣鬱。氣鬱的表現包括：局部悶痛、脹痛，疼痛部位不固定，而且可能與情緒相關，常見於胸腹腸胃悶脹、身體兩側悶痛，以及女性的乳房脹痛。

✢ **濕**：體內的濕是指脾虛臟腑功能失調，導致水分代謝異常，使得濕氣在體內堆積。濕的表現包括：胸悶、食慾不佳、噁心感、口中有黏膩感、舌苔厚、腹部脹滿、全身倦怠。

✢ **痰**：痰是一種人體代謝異常所產生的不好物質，狹義的痰是指呼吸道咳嗽的痰，廣義的痰在全身經絡、臟腑都會出現，肥胖者過多的脂肪也是痰。

痰發生在不同部位有不同表現

痰停部位	主要病症
痰阻心血	胸悶、心悸
痰阻於肺	咳嗽痰多、氣喘
痰阻經絡	手腳麻木、半身不遂
痰結皮下	皮下囊腫、腫瘤（淋巴腫、脂肪瘤、皮脂腺囊腫等）、過多的脂肪組織（肥胖）

1-4 五臟與健康之間的關係

　　中醫的五臟各有不同的功能，包括生理的、心理的各種層面。五臟功能正常則身強體壯；五臟功能不調，則各種病態的症狀就會出現。

● 肝

✛ **肝主疏泄**：肝具有調整全身氣機通暢的作用，包括情緒、消化、血液、水分、月經等等。若功能失調，則會出現情緒壓抑、容易暴怒、胃痛、腸胃脹氣、打嗝泛酸、口苦、消化不良、腹瀉、水腫、月經失調週期不規律等表現。

✛ **肝藏血**：肝有儲存血液與調節血流量的功能，讓各個器官供血充分、活動正常。若肝不藏血，會有異常的出血病變；若肝血不足，則會產生頭暈目眩、手腳麻木、四肢無力類似貧血症狀，女性有月經量少的問題。

● 心

✛ **心主血脈**：心具有推動血液運行的作用，類似西醫心血管的功能。若心血虧虛，則會倦怠、面色蒼白、心悸、心慌；心血瘀阻，則引起胸悶痛、臉色黯沉、唇色黯紫。

✛ **心藏神**：與人的精神、思想、意志有關，若心血旺盛，則可見神智清醒、思緒活絡、反應敏捷；若心神不安，則會失眠、心悸、多夢，若心神失常，則神智不清、精神錯亂。

● 脾

✛ **脾主運化**：脾對於食物及水分具有消化與吸收的功能。若脾失健運，則食慾不振、消化不良、腹脹、大便不成形、有食物殘渣的形狀，日久則肌肉消瘦。若水濕停滯，則水腫、四肢腫脹感、行動遲緩。

✛ **脾主升清**：脾將飲食的精華上輸到心肺，再由心肺將營養輸送到全身。脾同時有將內臟升提保持在固定的位置的功能。若脾不升清，則頭暈目眩、腹脹

腹瀉。脾虛下陷，則會久泄、內臟有下墜感，嚴重者有內臟脫垂，如子宮脫垂或脫肛。

● 肺

❖ **肺主氣**：肺總管了全身的氣，包括呼吸之氣與行走體內的元氣。若呼吸不暢、咳嗽、氣喘、不喜說話、語音無力、疲倦乏力，表示肺出了毛病。

❖ **肺主通調水道**：肺與水分代謝有關，藉由肺氣的升降，將水分由汗孔、腎臟膀胱等排泄。若功能失調，會有無汗、少尿、水腫的情況。

● 腎

❖ **腎藏精**：腎所藏的精氣，是構成和維持人體活動的精華物質。它的功能包含生長、發育、生殖等，也與記憶力有關。腎若有問題，會使得嬰幼兒生長發育不良或生長遲緩，在青少年期會造成生殖器官發育不良、第二性徵不明顯，對於成人，則可能提早老化、記憶力衰退、白髮、性機能減退、性冷感、不孕、卵巢早衰停經、陽痿早洩。

❖ **腎主水**：具有調節體內水分代謝平衡的作用。當發生水分代謝障礙時，可能為尿少、水腫；也可能是尿多、頻尿。

中醫的五臟

肝	心	脾	肺	腎
肝主疏泄 調整全身氣機通暢	心主血脈 推動血液運行	脾主運化 消化吸收食物的養分及水分	肺主氣 總管呼吸之氣與行走體內的元氣	腎藏精 和生長、發育、生殖有關
肝藏血 儲存血液與調節血流量，讓各器官活動正常	心藏神 與人的精神、思想、意志有關	脾主升清 將飲食的精華上輸到心肺，進而輸送全身	肺主通調水道 調節疏通體內水分的排泄	腎主水 調節體內水分代謝的平衡

1-5　我是什麼體質？來做個體質檢測吧！

　　中醫學的發展是經由長時間的觀察與經驗累積，將人的體質做出歸納與分類，體質分類非常複雜，最簡單的就是分為：寒、熱、虛、實四種體質。以下的症狀前面都有一個符號，一共有ABCD四種字母，每一個字母對應一種體質，將你所擁有的症狀記錄下來，最後統計出哪一種字母最多，就可以知道你是屬於哪一種體質。

體質檢測

全身症狀

A　手腳冰冷甚至指尖發白
B　手足溫熱甚至有發燙感
C　體力虛弱，免疫力低下，經常容易生病
A　容易怕冷，甚至夏天吹冷氣也會怕冷
B　容易怕熱
A　睡姿屬於蜷縮狀
B　睡姿仰臥或大字形睡姿
C　面色蒼白
D　面色紅潤
C　頭暈

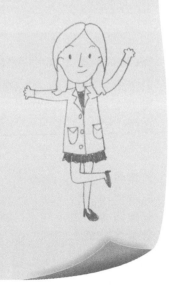

精神狀況

AC　容易倦怠無力
D　體力充沛
BD　容易興奮亢進
BD　經常感覺煩躁
C　說話有氣無力
D　說話大聲宏亮，聲如洪鐘

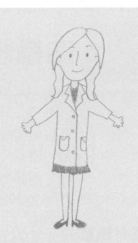

A 文靜沉默，聲細如蚊
B 聒噪多言
C 行動力低下
D 行為躁進

飲食習慣

A 口不渴，少喝水
B 常自覺口渴，喝水量多
C 經常有吃飽不消化感
D 經常有腹部脹滿、脹氣的感覺
A 喜歡吃熱食、喝熱水、熱湯等
B 喜歡吃冷食、冷飲、冰品等

排泄情況

A 小便量多色淡
B 小便量少色黃
A 晚上頻尿
A 大便不成形
C 經常拉肚子
BD 大便乾硬容易便祕
BC 容易流汗
D 不易流汗

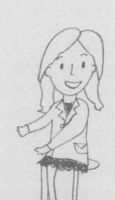

A ＿＿個　　A 最多——寒性體質
B ＿＿個　　B 最多——熱性體質
C ＿＿個　　C 最多——虛型體質
D ＿＿個　　D 最多——實型體質

人的體質絕非單一，多數的人都是混合性體質，如果有檢測結果虛性
與寒性的比例各半，那你就是屬於虛寒性體質。

1-6　四種體質，要注意些什麼？

　　為什麼我會有這種體質呢？體質的形成第一個是先天的原因，得自父母與生俱來的「遺傳」體質，第二個則是後天性的變化，也就是「生活習慣」跟飲食、作息、情緒等相關。父母給予的遺傳是先天的因素我們無法改變，但是可以靠後天的努力去改變體質。

● 寒性體質

　　屬於機體代謝功能低下，因此最怕受寒，常見的疾病有鼻過敏、氣喘等，女性常有月經痛的問題，通常在天氣冷時加重，而且吃到冰冷時會惡化，因此寒性體質的人要注意保暖避寒就溫，少吃冷飲、冰品以及寒性食物。調理食物可以多加薑、洋蔥、蔥、蒜等溫性食材。

● 熱性體質

　　屬於機體代謝過於亢進，經常有口瘡、蕁麻疹、便祕、痔瘡出血、青春痘以及發炎性疾病等問題，應該減少食用燒、烤、炸、辣、咖啡、咖哩等燥熱刺激性食物，酒為濕熱之品，熱性體質的人少碰為妙。熱性體質適合多吃清熱降火的食物，大多數的葉菜類以及瓜類都屬涼性食物，可以多吃。

● 虛型體質

　　體力較差，容易疲勞而且免疫力低下，經常感冒，一旦生病則拖很久才會痊癒。女性容易在月經前後有陰道炎或者尿道炎等問題。虛性體質的人飲食要均衡，多吃糙米、全麥等食物，同時也不宜劇烈運動，最好選擇輕度的有氧運動如瑜伽、快走、游泳等，生活作息規律嚴禁熬夜。

● 實型體質

　　雖然免疫力是正常的，但是身體代謝廢棄物的功能較差，所以排汗、排尿、排便的功能都比較低下，臟腑內容易堆積過多的廢棄物，因此應該多吃高纖的食物，時常泡澡幫助排汗，運動可以選擇中強度以上的運動，例如慢跑、打球、飛輪等。

四類體質

寒
鼻過敏、氣喘、
月經痛

✘ 冷飲、冰品、寒性食物

⭕ 注意保暖。調理食物可
加蔥、薑等溫性食材。

熱
口瘡、便祕、
青春痘

✘ 酒、燥熱刺激性食物

⭕ 多吃清熱降火的涼性食
物，如葉菜、瓜類等。

虛
疲勞、免疫力低下、
易感冒

✘ 劇烈運動、熬夜

⭕ 飲食要均衡，多吃糙
米、全麥等食物，選擇
輕度有氧運動。

實
排汗、排尿、
排便的功能較差

✘ 生冷、辛辣、滋浦食物

⭕ 多吃高纖食物，時常泡
澡幫助排汗，選擇中強
度運動。

1-7　為什麼養生要趁早？

● 《黃帝內經》的養生之道

　　中醫有一本古籍叫做《黃帝內經》，這本書是中醫理論的根源，也是所有學習中醫者奉為圭臬的經書，書中有一篇〈上古天真論〉是中醫養生學說的始祖，也提示養生的重要性。

　　黃帝問天師岐伯：「我聽說上古時候每人都可以活到百歲以上，而且動作還是非常地靈活，可是現代人年過半百，筋骨就開始僵硬，活動不順，難道說古人和現代人有什麼不一樣嗎？難道是時代改變我們人改變了？（余聞上古之人，春秋皆度百歲，而動作不衰；今時之人，年半百而動作皆衰者，時世異耶，人將失之耶？）」

　　岐伯回答說：「上古的人知道養生的道理，要遵循法則，效法天地陰陽，鍛鍊身體，飲食則要知道節制，作息要有一個常規，不要過度耗損身體跟精神，才能得享天年，活過一百歲。（上古之人，其知道者，法於陰陽，和於術數，食飲有節，起居有常，不妄作勞，故能形與神俱，而盡終其天年，度百歲乃去。）」

　　現代人活過一百歲叫做「人瑞」，是長壽之人的意思。但西方基因解碼發現，人類正常的生命長度是120歲；西醫的解碼和台語「呷百二」的中醫隱喻竟然吻合！所以上古之人真能活過百歲。而現在台灣人平均壽命約為78.97歲，跟上古之人比較整整少了40歲，是哪些地方出了問題呢？

● 年輕時良好的生活習慣，是正確養生的第一步

　　《黃帝內經》中提供了解答：「今時之人不然也，以酒為漿，以妄為常，醉以入房，以欲竭其精，以耗散其真，不知持滿，不時御神，務快其心，逆於生樂，起居無節，故半百而衰也。」現在有人把喝酒當喝水，生活不知節制，太過消耗身體和精神，不懂得調養神氣，一味的追求心性快樂，凡事只要我開心有什麼不可以，有時候往往樂極生悲，因此年過五十就已經視茫茫、髮蒼蒼、齒牙動搖。

　　年輕時仗著體力好，通宵玩樂或者衝刺事業熬夜工作，年紀大了精神體力大不如前，才驚覺要開始養生，但是人體的真氣都已經耗散了，再怎麼補也補不回來。許多重大疾病的發生也是長時間累積的結果，例如有慢性肝炎的人經常熬夜、喝酒、應酬導致肝癌，或者經常以油炸食品代替正餐的人，最後卻得到大腸直腸癌。養生一定要趁早，在年輕的時候養成良好的生活習慣，就是正確養生的第一步。

黃帝內經

《黃帝內經》的重要性

1. 中國現存最早的一本醫書。

2. 並非一時、一地、一人所創作，成書年代大約在戰國到西漢時代。

3. 全書採用問答的方式寫成，以提高讀者閱讀的興趣。

4. 提出天人合一、陰陽平衡、順應四時的健康理念。

5. 內容闡述當時醫者所觀察到的現象與醫學觀點，總匯許多醫家觀念。

6. 是中醫理論的基礎，對其後的中醫經典影響頗大。

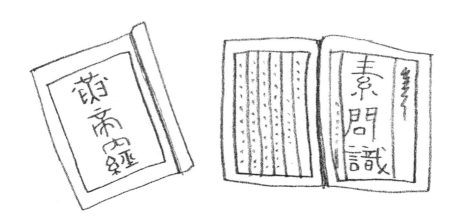

1-8 30歲的養生原則

　　相信很多人都有同樣的感覺，年過30之後稍微熬夜晚睡隔日就如同神遊太虛，精神體力大不如前。「30而立」，30歲起正是為工作與家庭打拚的年齡，很多人努力過頭，反而疏於照顧自己健康，到老年發生「錢在銀行、人在天堂」的憾事。

● 身體的健康＋心靈的滿足

　　中醫的養生觀除了身體的健康還更重視心性的修練，才能保全人體的精、氣、神。古人養生的更高層次在心靈的養生，觀念中融合道家思想「恬淡虛無，真氣從之」思想必須安閒清靜，心無雜念，精與神才能充實體內不耗散。在人與人互動的社會中，不可能沒有喜、怒、哀、樂等七情六慾，人的心性需要被約束，放縱我們的心性會使臟腑氣機混亂，導致疾病產生。如果我們永遠不知滿足，總覺得別人住億萬豪宅自己卻住平價公寓，別人錦衣玉食自己粗茶淡飯，不能安於現狀，總是充滿憤世嫉俗的想法就無法得到心靈的平靜，身體也不會健康。「志閑而少欲，心安而不懼」當無欲無求之時，身邊所擁有的一切都能讓自己感到快樂，即使粗食也有滋味，身體的健康與心靈的滿足結合，就成為古人追求養生的最高境界了。

● 照顧自己的五大原則

1. **順應四時、養正避邪**：四季變換，每個時節有不同的節氣，春夏宜養陽氣，秋冬涵養陰氣，體內正氣充盈則邪不可干，正氣猶如人體的免疫力，正氣充盈，疾病自然遠離。

2. **鍛鍊身體、強健筋骨**：適度的運動可以強化筋骨，使身體更健康。

3. **飲食合宜、補益氣血**：平日選擇健康均衡的食物，最好以當地、當令的食材最營養健康，當體力差元氣不足時應該適當進補。

4. **按時作息、涵養神氣**：規律的生活作息，常保精神與活力。

5. **勞逸結合、保全形氣**：工作與休息必須平衡，過勞或者好逸惡勞都不是養生之道。

30歲的你，身體開始走下坡了嗎？

請填○或✗

1.＿＿＿很難瘦

30歲後，體重莫名其妙的增加，稍微多吃幾口，體重就上升。努力運動還是瘦不下來。

2.＿＿＿很難睡

30歲後，睡眠品質不佳，半夜驚醒，就不易入睡，還會越睡越累。

3.＿＿＿體力差

無法熬夜，晚上十二點就猛打瞌睡。爬幾層樓梯就會喘，站一下就腰痠。

4.＿＿＿皮膚乾

30歲後，膠原蛋白流失快，肌膚脫水、鬆弛、乾燥沒光澤，臉色也容易變得黯沉無光。

5.＿＿＿冒白髮

髮質顯得乾燥沒有營養，落髮速度加快，並且開始冒出白頭髮。

6.＿＿＿三高

由於長年外食與西式的飲食，很多人才30歲就有高血壓、高血糖及高血脂的毛病。

7.＿＿＿眼睛花

乾眼症、飛蚊症，電腦看太久或隱形眼鏡戴太久，都會造成眼睛的老化。

8.＿＿＿不曬太陽，少運動

30歲時的骨質密度達到一生的高峰，之後便開始流失。早期骨質疏鬆是沒有症狀的，但不運動、不曬太陽是高危險群。

> 只要有一個○，就表示你應該要開始養生保健了！

專欄 輕鬆簡單的一日養生法

　　簡單養生其實一點都不難，雖然只是五個步驟，但是只要持之以恆每天都做到，就能常保身體健康。

　　每天只要做到這五件事，就朝健康跨進一大步。

充足睡眠

　　成人應該有6～8小時充足而不間斷的睡眠，而且應在夜間11點前就寢。早上醒來先不要匆忙急著下床，躺在床上伸展一下筋骨，讓四肢關節都活動身體變得暖和後，再慢慢的起床。

一定要吃早餐

　　早餐是一天活力的來源因此絕對不可省略，經過一夜的睡眠都未進食，這時胃部已經完全排空，因此可以在早餐前先喝一杯溫開水，一方面補充水分，另一方面可以提高身體新陳代謝，可以幫助排便。早餐時間7點到9點為最佳，應該在家中有充裕的時間吃完，尤其忌諱因為趕時間邊走邊吃，吃東西要細嚼慢嚥，因為在咀嚼時除了將食物磨碎，口腔也會分泌消化酵素，如果狼吞虎嚥食物沒有充分的和酵素混合及被磨碎，那麼腸胃的負擔就增加了，日久容易發生消化道的疾病。

　　睡醒後吃下的第一口食物一定要是熱食，熱食才能暖胃，一早就吃冰冷食物，會傷害腸胃陽氣，妨礙消化。每日飲食要有大量的蔬果，除了補充膳食纖維，最主要是因為新鮮水果中的維生素以及酵素沒有被高溫烹調所破壞，也是最天然的來源。

抽空運動

　　沒有時間做運動？沒有關係，通勤也可以是一種運動，我自己本身也是通勤族，能夠走路到達的地方盡量減少搭車，近距離的上班地點可以選擇以單車取代機車，搭乘大眾運輸工具則可以提早1～2站下車，剩餘的路程用步行方式達到運動效果。如果是開車族進公司可以捨棄搭乘電梯用爬樓梯的方式當作運動，能夠增加運動量又節能減碳，一舉兩得。

戒含糖飲料

　　中醫認為「甜能生痰」，痰有分狹義的痰——呼吸道的痰，或者廣義的痰——身體內不好的代謝物，這些痰會阻塞身體經絡造成各種症狀，除此之外，身體多餘的脂肪也是屬於痰。臨床所見確實有一些慢性鼻炎鼻涕倒流等症狀會在吃甜食後加重，多餘的脂肪在體內也是「痰」，更不用提多喝含糖飲料會使人發胖了。

養成規律排便好習慣

　　雖然西醫學認為一天三次到三天一次的排便次數都屬於正常排便，但是最好的排便次數還是一天一次，每天定時排便最健康。排便不順暢的人雖然可以靠藥物、酵素粉幫助排便，但是服用過久反而有依賴性，一旦停止服用反而會便祕，因此盡量多吃天然能夠幫助排便的食物例如：木瓜、香蕉、柚子、鳳梨以及富含種子油的堅果類，都可以幫助排便。

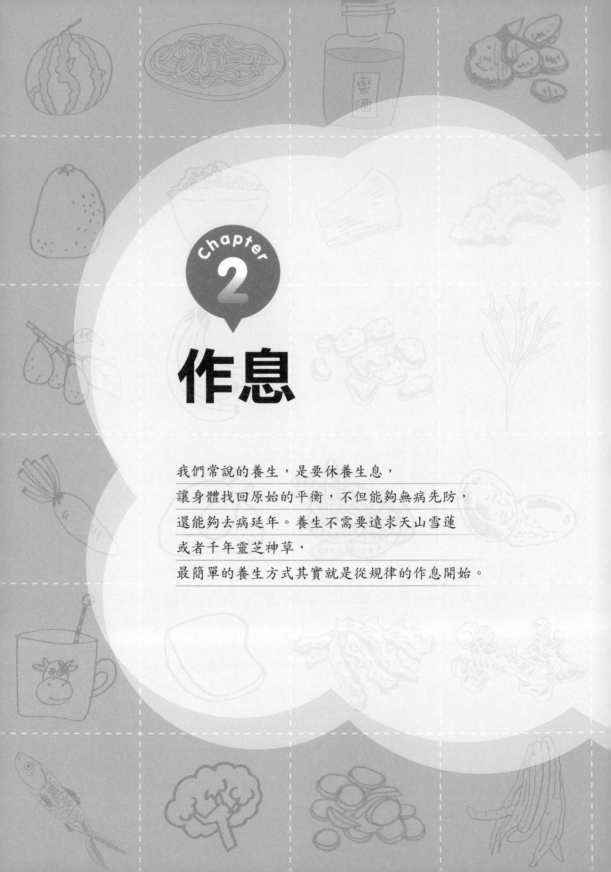

作息

我們常說的養生，是要休養生息，
讓身體找回原始的平衡，不但能夠無病先防，
還能夠去病延年。養生不需要遠求天山雪蓮
或者千年靈芝神草，
最簡單的養生方式其實就是從規律的作息開始。

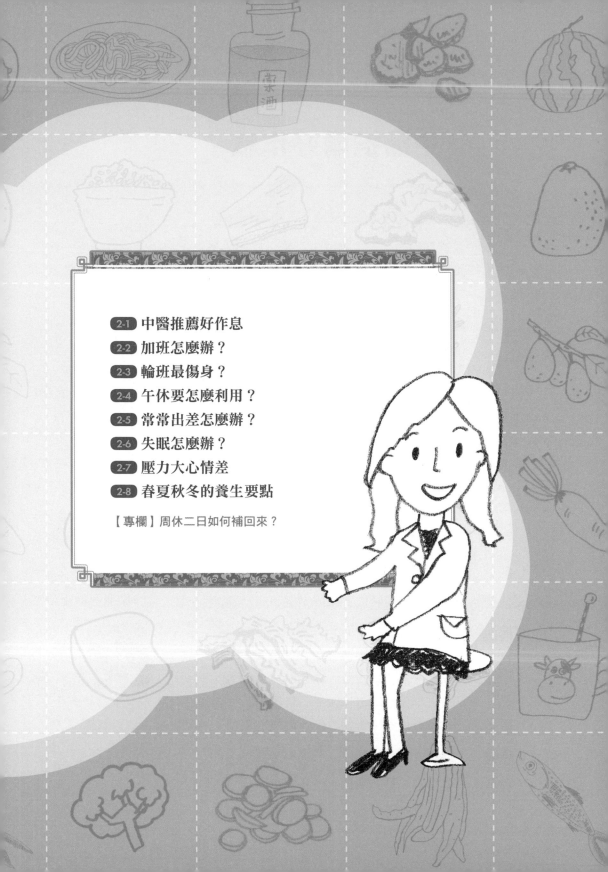

2-1 中醫推薦好作息

　　人體有十二條經絡，這十二條經絡並不是平行的，而是頭尾相接，成為環狀系統。我們身體的經氣在經絡中行走，以肺經為首，每兩個小時走完一條經絡，所以走完十二條經絡剛好二十四個小時。中醫的「時間醫學」養生法就是根據十二經絡配合臟腑運行，安排最佳作息。

1 肺經　寅時（3-5點）

　　宜：持續睡眠，補充肺氣。

　　肺經為十二經脈之首，「肺主一身之氣」凌晨 3-5 點是全身氣血重新分配的時間，應該要深度睡眠。如果睡著後 3-5 點容易醒，代表氣血不足，而且隔天起來會特別疲倦。

　　忌：中斷睡眠。

2 大腸經　卯時（5-7點）

　　宜：定時排便，清理大腸。

　　「肺與大腸相表裡」，這兩條經絡是相互影響的。凌晨 3-5 點肺氣補足了，5-7 點大腸就能順利排便排毒。如果不習慣在這個時間排便，可以在起床後喝500CC 溫開水幫助排便。

　　忌：忍住便意不排便。為了趕上班、趕上學，很多人會忍住便意不排便，就失去排便排毒的最佳時機。最好早個 10 分鐘起床，每天定時排便最健康！

3 胃經　辰時（7-9點）

　　宜：規律早餐，強固胃氣。

　　早晨 7-9 點經氣走到胃經，這個時候吃早餐最能將陽氣帶進全身，讓一整天活力充沛。「早餐要吃得像國王一樣豐盛」，胃氣旺盛吃多也不發胖喔！

　　忌：不吃早餐或者早餐配冷飲，會使胃變寒，容易發生胃病以及胃痛。

4 脾經　巳時（9-11點）

　　宜：放鬆情緒，幫助消化。

中醫的脾指的是消化系統，吃完早餐後，早晨 9-11 點就是消化食物精華的時候。

忌：緊張壓力。壓力會影響消化功能，導致消化不良、下腹悶脹、肋骨兩側疼痛等。

5 心經　午時（11-13點）

宜：午休小睡，交通心腎。

相對於子時，午時為「一陰生」，陰氣由午時開始生發，這是一個陰與陽交替的時間，而心在上屬於陽；腎在下屬於陰，能夠小睡一下或者閉目養神幾分鐘，使陰陽心腎交通順暢，能夠消除疲勞，幫助繼續下午的挑戰。

忌：過度流汗。「汗為心之液」。正午時不休息反而在大太陽下運動、活動，過度流汗會導致心氣虛反而下午更疲倦。

6 小腸經　未時（13-15點）

宜：吸收營養，養護小腸。

「午餐要吃得像王子一樣營養」，午餐應該在一點前吃完，下午一點過後，是小腸消化時間。中醫認為小腸是「受盛之官、化物出焉」，小腸接受由胃而來的食物精華，將這些營養物質吸收後輸送到全身。

7 膀胱經　申時（15-17點）

宜：動膀胱經、多喝好水。

膀胱經是從眼睛延伸到頭頂再向下沿脖子、腰背一直到小腳趾的經絡，身體勞累了一天，要起來活動筋骨，讓膀胱經動起來。膀胱經也連通腦部，因此，活動完後此時記憶力最強，可以複習一天的工作以及學習成果！膀胱是水分代謝的器官，兩餐中間多喝好水可以提高身體代謝，有益健康。

8 腎經　酉時（17-19點）

宜：清淡飲食、調養腎氣。

氣是人體的根本，氣的來源有先天的腎氣與後天飲食補充的元氣。「晚餐要吃得像窮人一樣清淡」，鹹味入腎，吃太鹹會動腎氣。如果一個人喜歡經常飲食重鹹口味，表示元氣大傷、腎氣不足。

忌：大量飲水或飲酒。膀胱與腎都與水分代謝有關，晚上 7 點以後要減少水分攝取，因為夜間水分代謝差，大量飲水隔天會有水腫的狀況。

9 心包經　戌時（19-21點）

宜：閉目養神，按內關穴。

「心包代君受邪」，君是指心，心的疾病會反映在心包經上，因此心包是一個保護心臟的概念。晚上 7-9 點可以按摩內關穴，位置在手腕上 2 寸（食指、中指、無名指併攏寬度）兩筋中間，按摩內關穴能夠安定心神，提高免疫力。

10 三焦經　亥時（21-23點）

宜：鬆解三焦，準備睡覺。

三焦指的是全身軟組織包括肌膜、筋、脂肪等聯繫物質。晚上 9 點後，經氣藉由三焦經通連到全身，三焦暢通，全身則感覺舒緩。這個時候可以泡澡、做伸展運動、聽一些輕音樂，放鬆情緒，準備睡覺。

忌：劇烈運動，睡前做激烈運動會使精神亢奮不利入眠。

11 膽經　子時（23-1點）

宜：上床睡覺，升發膽氣。

子時為「一陽生」，一整天的陽氣生發由子時開始，因此子時應該要準備上床，一整天才會精力充沛。

忌：吃宵夜。「胃不和則臥不安」，睡前吃宵夜會導致原本應該休息的消化系統持續工作，不僅影響睡眠、易發胖，也易造成胃食道逆流影響身體健康。

12 肝經　丑時（1-3點）

宜：深度睡眠，補養肝血。

11 點上床睡覺，凌晨 1 點肝經循行的時間剛好可以進入深度睡眠，肝臟是身體代謝與排毒的重要器官，睡眠平躺時有大量的血液回留到肝臟，可以進行養肝血與排毒的工作。

忌：熬夜晚睡。

十二經絡時辰養生圖

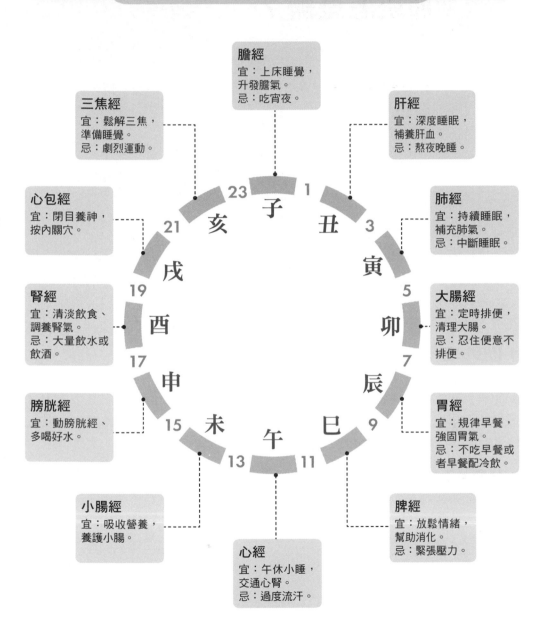

膽經
宜：上床睡覺，
升發膽氣。
忌：吃宵夜。

肝經
宜：深度睡眠，
補養肝血。
忌：熬夜晚睡。

三焦經
宜：鬆解三焦，
準備睡覺。
忌：劇烈運動。

肺經
宜：持續睡眠，
補充肺氣。
忌：中斷睡眠。

心包經
宜：閉目養神，
按內關穴。

腎經
宜：清淡飲食、
調養腎氣。
忌：大量飲水或
飲酒。

大腸經
宜：定時排便，
清理大腸。
忌：忍住便意不
排便。

膀胱經
宜：動膀胱經、
多喝好水。

胃經
宜：規律早餐，
強固胃氣。
忌：不吃早餐或
者早餐配冷飲。

小腸經
宜：吸收營養，
養護小腸。

脾經
宜：放鬆情緒，
幫助消化。
忌：緊張壓力。

心經
宜：午休小睡，
交通心腎。
忌：過度流汗。

23　子　1　丑　3　寅　5　卯　7　辰　9　巳　11　午　13　未　15　申　17　酉　19　戌　21　亥

2-2　加班怎麼辦？

　　現代人忙碌的生活作息，加班似乎成了家常便飯。一般上班族「朝九晚五」的工時幾乎是天方夜譚，很多人都是「朝九晚九」甚至加班到大半夜回家睡個覺隔天繼續上工的大有人在，在這麼長的工作時間之下，「過勞」成為大家所擔心的話題。長期過勞會出現肩頸僵硬發麻、注意力難以集中、記憶力衰退的狀況，還容易導致悲觀情緒及暴躁易怒等，甚至有猝死的危險。既然工作的時間無法縮短，那要如何在加班時好好呵護我們的身體？

● 以健康茶飲取代含咖啡因飲料

　　加班者最喜歡用咖啡或濃茶等飲料提神，但研究發現咖啡因提神會有「習慣性」，因此越喝越沒效，從一天1～2杯增加到天4～5杯還是頭腦昏沉。我自己的習慣是在上班時會泡一杯參茶來飲用，除了提神補氣，所含的人參皂苷有興奮、抗疲勞的作用，也可以活化腦力與體力，提高工作效率。

● 忙碌加班，三餐也要定時

　　很多上班族一加班就忘了要吃飯，等到忙完了之後才去吃宵夜，如果空腹時間過長，容易胃酸過多導致胃部不適；吃完宵夜後馬上睡覺很容易造成胃食道逆流的情況，長期下來對腸胃都是相當不利的。因此不管加班再忙，該吃飯時就要記得好好吃飯，別讓加班損害你的健康喔！

● 疲勞時不妨小睡片刻

　　在加班的時候如果精神不濟，這時即便強打精神工作也是效率不高。不妨小睡一下，即便是短短的十分鐘，也可以大大的消除疲勞，提高工作效率。

　　不過，加班還是不要加過頭。其實工作時間越長，工作效率越差，與其一邊打瞌睡一邊加班，不如早點回家休息，隔天早點來辦公室，精神體力恢復了，才能事半功倍。

● 參茶

- **藥材**：人參3～5片
- **作法**：將參片沖入600CC的熱水，燜泡5分鐘後，趁溫熱飲用。可以多次反覆回沖。
- **功效**：滋補元氣，並可調整體質，提升身體免疫力。
- **注意**：有高血壓的患者血壓控制不穩時，不宜大量飲用；感冒發燒時也要避免。

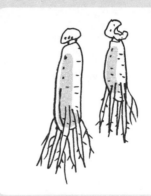

參的種類

溫補	涼補
人參	**西洋參**
適合體質偏寒的人（容易手腳冰冷）	適合熱性體質的人（容易口乾舌燥、便祕）
產地：中國大陸（國產人參） 　　　韓國（高麗參） 　　　日本（東洋參）	產地：美國、加拿大
人參的新鮮根是呈現米白色，屬於涼補，經過蒸曬炮製之後顏色呈現深紅，溫補性質提高。	以直接曬乾的方式製作
市售人參多為栽種，天然野生老山參已是天價。目前栽種六年的人參所含的營養成分已達藥用標準，成為市場主流。	西洋參中野生的稱為野生粉光或正粉光。西洋參中為人工栽種的，稱為花旗參或副粉光。

2-3　輪班最傷身？

● 生理時鐘混亂導致免疫力低下

有一位從事警衛工作的患者問我：「醫師，我為什麼常常都會嘴巴破？是不是身體哪裡出現問題？」

很多人都以為上大夜班的工作是最傷身，其實輪班工作比固定上夜班更傷，這個族群因為身體不斷的在調整「生理時鐘」，導致最後「生理時鐘」混亂，因此體質也是最難調整的。輪班工作者包括警衛、病房醫護人員，或是空姐等需要經常出國調整時差的人，這個族群的人作息混亂，飲食時間不固定，常見新陳代謝差、免疫力低下、內分泌失調等問題，很容易感冒、嘴巴破、失眠、肝功能異常、肥胖，女性則常見月經異常、甲狀腺功能失調等等問題。

● 作息無常容易提早衰老

為什麼輪班工作最傷身？中醫古籍《黃帝內經》中記載關於生活作息有提到「法於陰陽，和於術數，食飲有節，起居有常，不妄作勞」。意思是指要效法天地的陰跟陽，日出而作，日落而息，飲食要知道節制，生活作息要有一個常規，身體與精神才會健康。輪班工作者可能今天上夜班、隔天上白班，上夜班的時候必須在大白天睡覺，這種生活作息違反了中醫的「陰陽」原則，飲食起居無常最容易耗損元氣導致提早衰老。輪班工作者需要在夜間工作，白天為陽，夜間為陰，夜間工作最容易傷陰耗氣，因此容易有虛火旺的狀況，經常口乾、口破、便祕、咽喉乾啞、眼睛充滿血絲。這個時候需要養陰清熱來調理體質。

除此之外，輪班工作者有些人白天睡不著，會借助於鎮靜安眠藥物來幫助睡眠，長期下來加重肝腎負擔。

● 生理時鐘不要每天變動

因此如果真的需要輪班工作者，建議可以將排班的狀況改為固定幾周小夜班、幾周大夜班，不要經常更動，讓身體的「生理時鐘」不要每天都在變動，如果工作時間真的無法調整，那麼就應該及早做其他的生涯規劃，畢竟健康的身體才是我們永遠的資產。

● 輪班的保健法

- **睡眠充足**：每天要連續睡足6-8小時，工作休息時間可以小睡20分鐘。
- **規律進食**：起床後的1餐作為主餐，4-6小時第2餐，再4-6小時第3餐，睡前3小時不要再吃東西。
- **光線調節法**：起床後盡可能處於明亮的環境，睡覺時則保持光線昏暗，關燈並拉起窗簾。
- **排班最好為連續性**：比如連續一星期以上的大夜班，再連續一星期夜班；盡量不要一天大夜班一天白天班。
- **以補氣藥飲提神**：工作時避免用香菸、咖啡提神，而改用參茶、黃耆等補氣藥材提神。
- **虛火旺者可以多吃養陰清熱的食物**：甲魚（鱉）、文蛤、生蠔、鮮蚵、鱔魚、鰻魚、鴨肉、蓮子、蓮藕、水梨、番茄等。

● 佛手柑茶

- **材料**：佛手柑5錢、浮小麥3錢、生甘草3錢、紅大棗10枚。
- **作法**：1000CC水煮滾後，加入佛手柑、甘草、浮小麥、紅大棗加蓋，轉小火再煮10分鐘後關火，再燜10分鐘等不燙口後即可飲用。
- **功效**：疏肝解鬱，健脾安神。每日可飲用一帖，具有舒緩情緒的功效。輪班者因為作息混亂，常常有失眠的問題，飲用佛手柑茶也有助眠的功效。

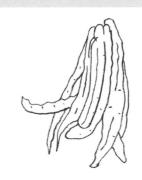

佛手柑

2-4　午休要怎麼利用？

休息是為了走更長遠的路，經過一個早上的工作，中午更應該好好休息以儲備下午的精力。你曾經午休趴睡醒後有胃悶脹甚至打嗝有食物逆流的狀況嗎？一吃飽就趴在桌上睡覺對消化是不利的，趴睡會導致胃部壓力過大，不但會造成消化不良，還容易發生胃食道逆流，導致胃功能受損。那麼午休應該如何利用呢？怎麼睡才健康呢？

● 飯後小憩的最佳時機

有些人只要一吃飽就特別想睡覺，這是腸胃功能不佳的表現，腸胃不好的人當食物進入消化道後體內大部分的血液都跑去消化食物了，身體其他部分的血液量就相對減少，尤其是腦部，容易有昏昏欲睡的情況。但是吃飽趴睡對腸胃更不好，難道中午吃飽就不能午休嗎？我會建議吃飽之後稍微走動一下，大約20分鐘後再午睡，讓腸胃消化一下。正午是心經循行的時間，飯後小小的散步也有助於心氣的循環。

● 午睡姿勢和睡眠長度

吃飽趴睡對腸胃並不好，因此午休睡眠姿勢可以坐在椅子上後仰閉目養神，如果真的習慣趴睡則要稍微墊高頭部，可以減少胃部壓迫。而睡多久才能消除疲勞呢？中午午休是養「心氣」的時候，但午休的時間也不宜過長，大約10-20分鐘身體就可以得到足夠的休息。

● 午休也可做輕度運動

曾經有一位減重成功的職場媽咪分享她的減重小撇步，因為回家必須照顧小孩，根本沒有時間運動，因此她都利用中午休息抽出30分鐘去做水中有氧運動或者瑜伽，運動完後再進食午餐，「午休運動」也不失為忙碌媽咪的另一個選擇，但是注意不要劇烈運動以免耗傷心氣、也不要運動完後大吃大喝，否則體重可是會增加的喔！

一小時的午休怎麼利用？

✕錯誤示範

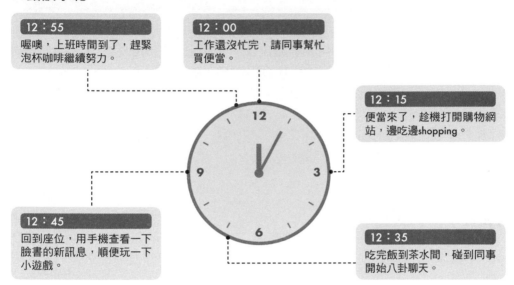

12：55
喔噢，上班時間到了，趕緊泡杯咖啡繼續努力。

12：00
工作還沒忙完，請同事幫忙買便當。

12：15
便當來了，趁機打開購物網站，邊吃邊shopping。

12：45
回到座位，用手機查看一下臉書的新訊息，順便玩一下小遊戲。

12：35
吃完飯到茶水間，碰到同事開始八卦聊天。

○最佳安排

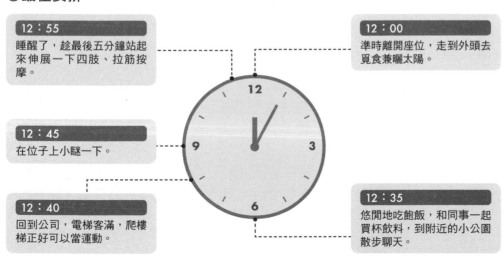

12：55
睡醒了，趁最後五分鐘站起來伸展一下四肢、拉筋按摩。

12：00
準時離開座位，走到外頭去覓食兼曬太陽。

12：45
在位子上小瞇一下。

12：35
悠閒地吃飽飯，和同事一起買杯飲料，到附近的小公園散步聊天。

12：40
回到公司，電梯客滿，爬樓梯正好可以當運動。

2-5　常常出差怎麼辦？

「醫師，我因為工作的關係經常出國，一回來又立刻投入工作，脾氣變得暴躁，身體也變差了，不但經常感冒也很容易水腫。」

出差對於身體造成的壓力，絕對不亞於輪班工作者，尤其是到需要調整時差的地區，當時差相差5小時以上，人體無法自行平衡，身體的生理時鐘會被打亂，造成工作效率低落、頭痛、疲勞等問題。中醫的時間醫學也提到身體的經氣會根據不同的時間走在不同的經絡之中，當身體的生理時鐘打亂了，經氣混亂，健康當然也會每況愈下。

● 出發前先調整作息

經常出差該怎麼辦呢？可以在出發前先調整作息，如果往東飛行，出發前一周就可以開始提前一個時辰（2小時）上床，若是往西飛行則晚一個時辰睡。

除此之外，還可以用飲食的方式來調整時差。根據國外研究指出，動物體內除了有「生理時鐘」之外，還有一個「食物鐘」，生理時鐘跟外界的光源有關係，所以日行性的動物白天是清醒的，到了晚上就會想睡覺。如果持續的在光線中或是黑暗中，生理時鐘會分不清到底是白天還是晚上，這個時候只要有固定的進食時間，動物還是可以自動調節生理時鐘，所以稱為「食物鐘」。

● 定時用餐有助時差

因此經過長途飛行後，回到家先別急著倒頭就睡，應該照著原有作息時間，尤其是該吃飯時絕不能省略，不管再累再睏，也都要按照當地時間進食三餐。

如果到家已經是要準備上床睡覺的時間，可先做點輕度的運動舒緩坐飛機所造成的肌肉痠痛以及水腫，運動能增加腦內啡的分泌讓心情愉快，接著泡個熱水澡放鬆一下準備入眠吧！

輪班／時差的保養法

| 輪班工作者 | | 盡量將班表固定，例如第一個月小夜班、第二個月大夜班，以此類推，不要經常更換班表，雖然輪班也應該要有固定的作息時間。 |

| 經常出國有時差 | | 可以在出發前先調整作息，如果往東飛行，出發前一周開始提前一個時辰（2小時）上床，反方向飛行則晚一個時辰睡。用漸進式的方式調整睡眠周期。 |

● 搭飛機耳鳴的穴道按摩

- **穴位**：翳風穴。在耳根之後下部，尖角凹陷中。
- **作法**：坐位或仰位時，以食指端點按壓患側翳風穴100下。
- **功效**：主治耳鳴、耳聾、耳中疼痛、三叉神經痛、顏面神經麻痺等。

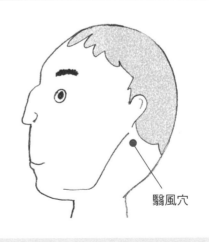

翳風穴

2-6 失眠怎麼辦？

　　躺在床上數綿羊的夜晚，相信很多人都有這樣的經驗。睡眠不佳會影響到隔天工作或者學業的表現，有一部分的人會選擇服用助眠藥物，目前用於助眠的西藥大致可分為鎮定劑與安眠藥兩大類，如果服用的是安眠藥則要注意不要連續服用超過五天，否則很容易有藥物依賴的狀況。

● 失眠跟心、脾胃、肝膽有關

　　失眠的原因很複雜，絕對不是一顆小小的藥丸可以根本解決的，以中醫的觀點而言，失眠跟心、脾胃、肝膽有關，中醫的「心」和神智相關，心氣虛會導致眠淺易醒；心火旺則會煩躁難入眠。

　　脾胃功能也會影響睡眠嗎？中醫有一句話「胃不和則臥不安」，就是說當腸胃出狀況的時候，會影響到睡眠品質，最常見的狀況就是有吃宵夜如果吃得太撐，腸胃系統該休息的時候反而不斷的在工作，因此會有睡不著的狀況。另外有些胃食道逆流的患者平時沒有症狀，但是只要一躺下就會因為胃酸逆流刺激到咽喉不停咳嗽，也會影響到睡眠品質。

　　中醫的肝膽主要和緊張的情緒有關，中醫稱為「肝氣鬱結」，這些人生活壓力太大，一躺在床上就一直想明天要做什麼、後天要做什麼，大腦完全無法休息，也因此導致失眠。

● 找出失眠的原因

　　現代人還有一個壞習慣就是睡前喜歡看電視或是使用電腦，有可能是這些電器用品的微量電磁波或是持續的資訊刺激讓精神振奮，使腦部不易進入睡眠狀態。確實有一部分失眠的人在改掉睡前看電視、電腦的習慣後，睡眠的品質就改善了。

　　如果你有失眠的問題，徹底的檢視你的生活作息是不是有以上的這些原因。解決失眠的根本方法，就是要找出失眠的原因，將造成失眠的原因移除，就能夠一夜好眠囉！

● 睡前放鬆呼吸法

有失眠問題的人，可以試試平躺在床上，手部放在丹田處練習腹式呼吸，也就是吸氣時不是胸腔隆起，而是下腹部隆起，並且將呼吸的頻率調節到吸氣維持大約4～5秒，吐氣維持大約4～5秒，深沉而緩慢的呼吸有助於放鬆交感神經，達到安神、助眠的效果。

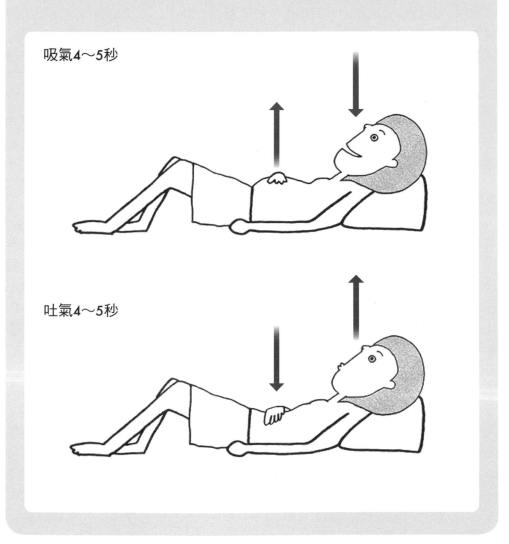

吸氣4～5秒

吐氣4～5秒

2-7　壓力大心情差

● 壓力大，肝氣鬱結

　　中醫理論中「肝主疏泄」，肝不僅是主導身體氣血的疏泄，也與情緒的疏泄有關。肝是與情緒壓力最有關的，情緒壓力大的人，容易導致肝氣運行不暢稱為「肝氣鬱結」，症狀包括有：胸悶不適、經常嘆氣、兩側肋骨、乳房、下腹有悶脹感，女性有月經不順、痛經、經前症候群的現象，容易有憂鬱的傾向，情緒控制不佳突然暴怒等等。

　　有些人壓力大就靠吃東西來排解壓力，尤其喜歡吃甜食，因為在中醫五行中有所謂的相生相剋，肝屬木，主疏泄、脾屬土，主消化吸收，而「肝木剋脾土」，當肝氣鬱結嚴重者會影響脾胃的消化功能，造成胃痛、胃酸逆流、噁心嘔吐等等症狀。

● 甜食紓壓反效果

　　而「甘味」也就是帶甜味的食物是可以補脾的，因此人體自然會想要吃一些甜食補脾胃。吃完甜食雖然短暫的調節脾胃功能，但是根本的肝鬱卻並未解決。西醫研究發現吃大量的甜食可以讓血液葡萄糖濃度快速提升，大腦中葡萄糖濃度升高會產生欣快感，但是過沒多久因為胰島素分泌使血糖降低，這個短暫的欣快感稱為「甜食效應」，當「甜食效應」過了之後反而情緒更鬱悶。因此有人用吃甜食的方式紓壓不但攝取過多糖分導致越吃越胖，越胖又越「鬱卒」。

● 玫瑰花可疏肝解鬱

　　因此根本的解決之道是要疏肝理氣，舒緩肝氣最常用的中藥材是玫瑰花，食用玫瑰花有兩種：紅玫瑰與粉紅玫瑰，兩種都有疏肝解鬱的效果，粉紅玫瑰去油解膩潤腸通便效果佳，而紅玫瑰偏活血適合月經不順的女性朋友，因此可以選擇適合自己的食用玫瑰來DIY玫瑰紓壓茶。肝氣順了，壓力掰掰！

● 玫瑰紓壓茶

● **藥材**：玫瑰花10朵、佛手3錢、甘草3錢、紅大棗10枚

● **作法**：1000CC水煮滾後，加入玫瑰花、佛手、甘草、紅大棗加蓋，轉小火再煮10分鐘後關火，再燜10分鐘後即可飲用。

● **功效**：疏肝解鬱，健脾安神。可以舒緩因壓力造成的情緒緊張、易怒、睡眠不佳、腸胃悶脹、食慾不振、消化不良、胃腹疼痛等症狀。

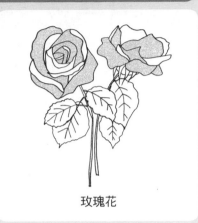

玫瑰花

中醫的五行生剋圖

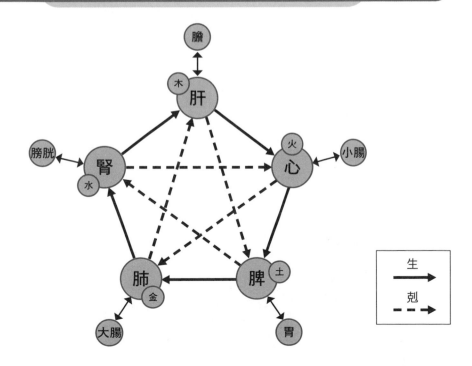

2-8　春夏秋冬的養生要點

　　中醫養生要點著重於「天人合一」，人體是一個小宇宙、天地是一個大宇宙，身體的小宇宙要呼應大宇宙的變化。四季養生起源於《黃帝內經》這本最古老的醫書，提倡養生原則「因天之序，順應四時」，季節是不斷更迭，人的情緒、行為、作息需要跟上四季的變化，順應萬物春生、夏長、秋收、冬藏的要則，才是正確的養生之道。

春季養生

陽曆2月4或5日～5月5或6日

- **情緒**：與春季相呼應的臟腑為「肝」，肝對應的情志為「怒」。春季肝氣旺盛，稍受刺激就容易發怒，所以應該放鬆情緒，保持樂觀開朗的心情。
- **作息**：春季陽氣生發，白晝漸漸變長，可以晚一點睡（但仍不宜超過子時11PM～1AM），但是太陽出來就該起床。不要太過緊張，早起輕鬆的在戶外走動曬曬太陽，吸收天地的生發之氣。
- **飲食**：「春生」是指春天的植物百芽待發，能量最強，此時適合多吃發芽食物如：豆芽菜、苜蓿芽等。飲食口味方面應該以溫和、清淡的食物為主。

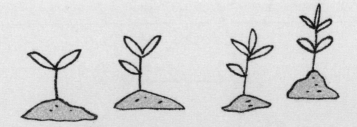

夏季養生

陽曆5月5或 6日～8月6或7日

- **情緒**：夏季陽氣旺盛是萬物生長以及抒發的季節，因此稱為「夏長」。夏季對應的五臟是「心」，情緒為「喜」，應該多將情緒宣洩，不宜壓抑、生氣。

- **作息**：應該晚睡早起、多多運動，適度的曬太陽。因為夏季是疏泄的季節，人體堆積的廢物、毒素要在夏天靠流汗排出。

- **飲食**：夏天氣候炎熱，流汗過後特別累，中醫認為「汗為心之液」，流汗過多耗損心氣，此時應該多補充水分，火氣大的人可以喝青草茶、涼茶、苦茶、冬瓜茶、薏仁湯、綠豆湯、蓮藕湯也都很適合！

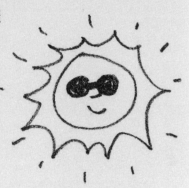

秋季養生

陽曆：8月7或8日～11月6或7日

- **情緒**：秋季是收穫的季節，因此稱為「秋收」，同時也有收斂、收引之意。秋季對應的五臟是「肺」，情緒為「悲」，秋季容易有感傷的情緒，因此要收斂神氣、安寧神志，不宜有激烈性的反應觸景傷情。

- **作息**：應該早睡早起，古書記載「早臥早起，與雞俱興」，運動方面應避免過於激烈、過多體力耗散的運動。

- **飲食**：秋屬金，通於肺，開竅在鼻，秋天的氣與肺是相通的，因此容易引發呼吸道的問題例如感冒、過敏性鼻炎、氣喘等等，因此要減少寒性食物攝取，多攝取辛溫的食材，提高身體能量。

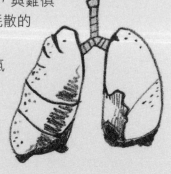

冬季養生

- **情緒**：「冬藏」的含意是指冬季是收藏的季節，不僅僅是作物的收藏，人也應該多待在室內，注意保暖「去寒就溫」。冬季對應的五臟是「腎」，冬季容易有絕望、孤立等負面情緒，因此必須要保守一些，不要過分表現情緒。

- **作息**：應該早睡晚起，古書記載「早臥晚起，必待日光」，要等到太陽升起氣溫回暖再起床，因為冬天天氣寒冷，如果一早突然從被窩起床，冷熱溫差大很容易使血壓飆高導致腦血管意外，所以最好在床上先活動手腳筋骨，等身體關節都舒展後再慢慢起床。

- **飲食**：冬天是最冷的季節，夏天是陽氣盛、冬天是陰氣盛，冬季氣候寒冷，胃口也較佳，適合用溫熱藥進補，常用乾薑、肉桂、花椒等食材去除體內寒氣。

如果冬天沒有將體質調理好，到了春天，當傳染性的疾病如流行性感冒盛行時，就會因為缺乏抵抗力而容易生病，「冬不藏精，春必病溫」這句話就是在闡述這個道理。

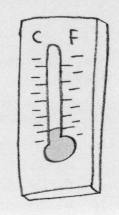

又冬屬腎，腎主骨，青少年促進筋骨發育的轉骨調理也最適合在秋冬季進行。冬令進補是要用辛溫藥材去除寒氣達到溫補體質的效果，絕對不是大魚大肉，藉口進補呼朋引伴大吃大喝導致發胖對身體絕對是有害無利的。

　　四季養生是古人研究四時節氣變化所歸納出來的規律，除了作息、飲食之外，情緒的調節也是中醫養生的重點之一。

順應四季的養生法

季節	春	夏	秋	冬
日期	2/4～5/5	5/5～8/6	8/7～11/6	11/7～2/4
	春生	夏長	秋收	冬藏
對應五臟	肝	心	肺	腎
	怒	喜	悲	恐
情緒	春季肝氣旺盛，稍受刺激就容易發怒，所以應該放鬆情緒，保持樂觀開朗的心情。	夏季應該多將情緒宣洩，不宜壓抑、生氣。	秋季容易有感傷的情緒，因此要收斂神氣、安寧神志，不宜有激烈性的反應觸景傷情。	冬季容易有絕望、孤立等負面情緒，因此必須要保守一些，不要過分表現情緒。
作息	晚睡早起	晚睡早起	早睡早起	早睡晚起
運動	輕鬆的在戶外走動曬曬太陽，吸收天地的生發之氣。	多多運動，適度的曬太陽、流汗排毒。	應避免過於激烈、過多體力耗散的運動。	最好在床上先活動手腳筋骨等身體關節都舒展後再慢慢起床。
飲食	飲食應該以溫和、清淡的食物為主，適合多吃發芽食物如：豆芽菜、苜蓿芽等。	應該多補充水分，可以喝青草茶、冬瓜茶、薏仁湯、綠豆湯、蓮藕湯等消火氣。	減少寒性食物攝取，多攝取辛溫的食材，提高身體能量。	適合用溫熱藥進補，常用乾薑、肉桂、花椒等食材去除體內寒氣。

專欄 周休二日如何補回來？

趁周休多睡一點

「醫師，雖然我每天都兩點才上床睡覺，但是我每天都有睡滿八個小時，為什麼睡醒還是很疲勞？」

中醫的作息時間是晚上11點前要上床睡覺，如果超過12點睡，每晚睡一個小時必須多睡兩個小時才能補得回來。很多人熬夜加班根本不可能11點睡，在這種情況下只好在周休的時候多睡一點，把不足的睡眠「補睡」回來！

補眠養肝

周休二日是補眠的好時機，可以睡得比平常晚一些，因為「睡眠」也是養肝的一環，當我們平躺時身體大部分的血液都會回流到肝臟，肝臟是製造身體的多種酵素、解毒的工廠，中醫理論「肝藏血」，老祖宗很早以前就知道肝臟與血液之間的關係，因此平躺與睡眠有助於「藏血」因此利於養肝。但是也不可以一睡就一整天喔！因為養生之道在於「中庸」，過與不及都是不好的！

運動補氣

除了補充睡眠之外，周休假期其他時間應該做什麼？有句話說「藥補不如食補、食補不如運動補」，現代人很多都有氣虛的狀況，但是要如何補氣？除了食用一些「補氣」的中藥材，運動也是補氣很好的方式。人體中的氣分為先天之氣與後天之氣，先天之氣稱「元氣」，後天之氣稱為「宗氣」，「宗氣」是呼吸之氣與飲食所獲得的水穀之氣在胸中混

合而成的。因此呼吸是宗氣的來源，良好的呼吸是補充「宗氣」的方式。補氣古人也說「食氣」，可見氣也是具有能量能夠幫助身體健康。古人會利用氣功、吐納的方式來「食氣」，不過這種方式不見得人人喜歡，只要利用周休假期找個空氣清新的地方踏青或騎腳踏車，加強一下心肺功能，一樣可以有補氣的效果喔！

周休安排的〇和✕

應該這麼做	千萬別這麼做
這個星期都睡眠不足，明天不用上班，今天早點睡，睡飽一點。	太好了，明天不用上班，今天晚上上網拚韓劇，一次全部看完。
平日外食好油膩，假日自己下廚煮一些清淡健康的食物，順便準備星期一的便當。	工作一個星期好累唷，約朋友去吃到飽餐廳發洩一下！
周間就有運動習慣，假日當然不能偷懶，一樣要去騎單車輕鬆一下。	一整個星期都沒運動，去吃到飽餐廳好像吃太多，很罪惡喔。今天要瘋狂的運動八小時，甩掉肥肉！！
平常坐辦公室吹冷氣很少曬太陽，趁假期去郊外走走，吹吹自然風，曬點太陽補充維生素D。	周末到處都是人擠人，出門真麻煩，還是整天窩在家裡休息好了！
偶爾奢侈一下，去泡個湯，做個全身按摩。	偶爾奢侈一下，呼朋引伴去KTV唱歌，盡情狂歡不醉不歸。

飲食

民以食為天，吃飯、喝水是維持生命所必須，
為了追求健康，飲食不再只是維持生命必須的
基本要求，而是要「吃健康、喝好水」，
利用飲食調養來達到去病延年的功效，
西洋有一句俗諺「You are what you eat」
飲食習慣確實與身體健康息息相關。

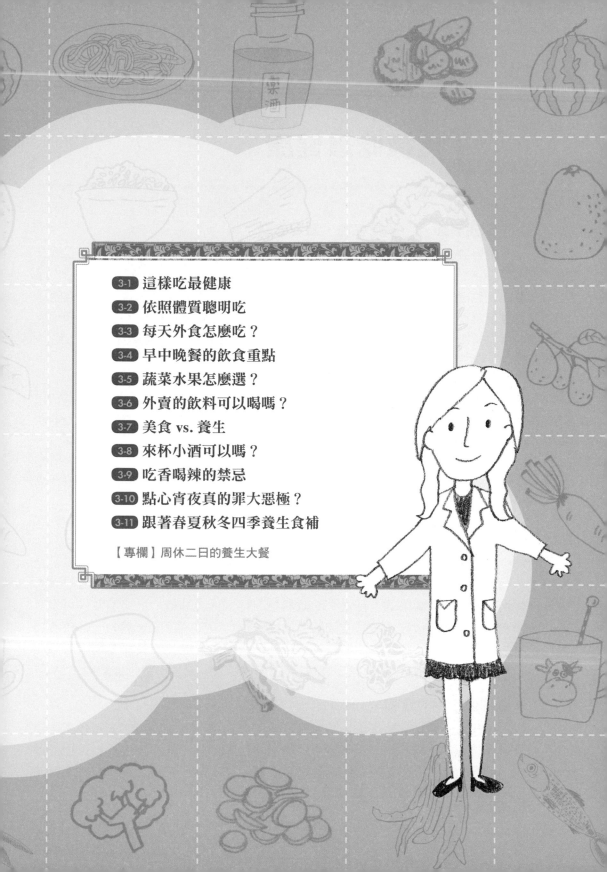

3-1　這樣吃最健康

● 「飲食有節」：多吃在地、當令食材

　　中醫養生在生活作息方面應該「起居有常」；在食物方面則應該要「飲食有節」，「有節」除了指有節制不暴飲暴食之外，還有另一個含意就是「節氣」。也就是吃當地、當令最盛產的食物。在地生產的食材沒有經過長途運送是最新鮮而且物美價廉，不用擔心是否有經過防腐保鮮的處理；當令盛產代表這個食材吸收節氣中的精華所以能量最強，是健康的食物，可以多多攝取！

● 「胃以喜者為補」

　　懷孕的婦女都有過這樣的經驗，會突然很想要吃某一種食物，這種食物可能是平常根本就不喜歡吃的，為什麼會這樣呢？懷孕的確會讓體質改變，進而改變飲食習慣與口味。但是有另一個原因，中醫有一句話「胃以喜者為補」，當你的身體缺乏某一種食物時，自然就會產生對這一種食物的渴望，當腸胃補充了這一個食材，身體的養分均衡了，也等於吃了補品一般，順應自己對食物的渴望，對身體健康是有益的。

● 加工食物少碰為妙

　　我們之前提過「氣」，有先天的「元氣」與後天的「宗氣」，「宗氣」是呼吸之氣與飲食所獲得的水穀之氣在胸中混合而成的，所以吃對食物、吃好的食物也是補充「氣」的方法之一。雖然說「胃以喜者為補」，但是古人可沒有像現代人一般有這麼多垃圾食物可以選擇。食物選擇還是以天然的、維持食物原始形狀的為主，經過加工的食物往往為了增加口感以及延長保存期限而添加了許多人工添加物，雖然好吃但是對身體有害無益，還是盡量少碰為妙！

● 選擇醜一點的食物

　　現代人的飲食中除了加入防腐劑等人工添加物，還有增色的食用色素，以及增添香氣的化學香精，不但常吃的麵包、糕點類有，就連手搖飲料都可能添加。因此色素太多顏色太美的不要選，香氣太濃，超過正常食物該有的氣味的也盡量避免。

食材與節氣

春

2月	立春－雨水
3月	驚蟄－春分
4月	清明－穀雨

枇杷、番茄、蓮霧、柳丁、茂谷柑、桂竹筍、竹筍、桃子、李子、菠菜、香椿、韭菜。

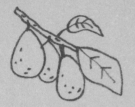

夏

5月	立夏－小滿
6月	芒種－夏至
7月	小暑－大暑

西瓜、鳳梨、芒果、檸檬、蓮霧、桑葚、龍眼、釋迦、百香果、火龍果、小黃瓜、玉米、南瓜、絲瓜、冬瓜、茭白筍。

秋

8月	立秋－處暑
9月	白露－秋分
10月	寒露－霜降

柚子、水梨、柿子、木瓜、蘋果、蓮子、蓮藕、火龍果、楊桃、酪梨、栗子、山藥、芋頭、菱角。

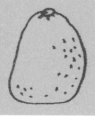

冬

11月	立冬－小雪
12月	大雪－冬至
1月	小寒－大寒

柳丁、橘子、椪柑、草莓、冬筍、白蘿蔔、紅辣椒、芹菜、甘藍菜、大芥菜、大白菜、花椰菜、茼蒿。

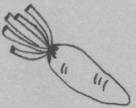

3-2　依照體質聰明吃

● 寒性體質──少吃生菜沙拉

應該減少食用冷飲、冰品以及寒涼性食物。寒性水果包括：西瓜、奇異果、火龍果、水梨、香蕉、椰子水、柿子以及柑橘類。大多數的葉菜類及瓜類蔬果都屬於寒性以及涼性質。因此寒性體質人要避免吃生菜沙拉等食物，葉菜類烹煮過會減低寒性，因此炒熟食用則無妨。

水果雖然很少熟食，但寒性體質如要食用寒涼水果也應該在白天或是中午陽氣旺盛時食用。冬天以及在夏天冷氣房要注意保暖，多喝溫開水，或選擇含有肉桂或者薑汁的飲料來振奮陽氣。

● 熱性體質──忌吃麻辣鍋

宜減少熱性食材的攝取，例如：大蒜、辣椒、胡椒、花椒、孜然、芥末、榴槤、肉桂、羊肉等。熱性食材多數屬於辛香料，一般不會大量食用，但是天冷時最夯的麻辣鍋因為大量使用辣椒、花椒作為湯底因此應該忌口。薑母鴨、麻油雞、藥燉排骨、十全大補湯等進補燉品則宜酌量食用。

因為多數的蔬果都屬於寒涼性質，因此熱性體質的人平日只要正常飲食即可，不需刻意多食寒性食物，除非有「上火」的口瘡、便祕、痔瘡出血、青春痘等狀況需要降火才需要適量的吃一些寒性水果。

● 虛型體質──多吃發芽食物

多食用具有補氣或者充滿能量的食物，屬於虛性體質偏寒者可以補充具有溫補功效的人參茶，屬於虛性體質偏熱者需要補氣者可以選擇具有涼補功效的西洋參茶。虛性體質屬於能量不足，因此適合多食用充滿能量的食物，也就是一般我們所說的發芽食物，例如：胚芽米、豆芽菜、苜蓿芽等，發芽中的食物是蘊藏生命力的食物，依照「以形補形」的概念，發芽食物是活的食物，因此具有補虛的功效。

在平日飲食中，未精製的穀物含有豐富的維生素B、維生素E群以及鐵質，營養價值很高，中醫觀點食用五穀類食物是身體「氣」的來源，虛性體質的人可以選擇五穀米或者十穀米、全麥麵包、全麥饅頭當作主食，持續食用可以補虛強身保健。

● 實型體質──多吃高纖蔬果

代謝廢棄物的功能較差，因此經常有排便不暢或者水分代謝的問題。排便不暢者應該多吃高纖維的蔬菜水果食物，例如：柚子、鳳梨、香蕉、木瓜、奇異果以及芹菜、牛蒡、蘆筍、香菇、花椰菜、地瓜葉以及各種葉菜類，服用高纖維的蔬果時一定要記得多喝水，水量攝取不足會導致纖維阻塞腸道反而造成便祕。還可以搭配具有潤腸通便功效的蜜棗以及蜂蜜水加強排便。

水分代謝不佳的人可以多飲用薏仁漿、紅豆湯、綠豆湯有助於體內多餘水分的代謝。

食物性味

寒性食材	西瓜、奇異果、火龍果、水梨、香蕉、椰子水、柿子、柑橘、大白菜、小白菜、白蘿蔔、豬肉、鴨肉
涼性食材	香瓜、番茄、蓮藕、空心菜、芹菜、莧菜、綠豆、綠豆芽、芥菜、紅鳳菜、絲瓜、冬瓜、小黃瓜、薏苡仁
平性食材	蘋果、葡萄、枇杷、木瓜、南瓜、山藥、馬鈴薯、地瓜、紅蘿蔔、金針菇、木耳、芝麻、紅豆、黃豆、高麗菜、青江菜、菠菜、甜椒、苜蓿芽、烏骨雞、鰻魚
溫性食材	韭菜、香菜、生薑、糯米、麥芽、牛肉、雞肉、鵝肉、鯽魚、鱔魚
熱性食材	大蒜、辣椒、胡椒、花椒、孜然、老薑、芥末、榴槤、羊肉、肉桂、龍眼、荔枝

3-3　每天外食怎麼吃？

　　現代人每日在外打拚，很多都是三餐老是在外的「老外」，包括我也是個外食一族，很多人工作忙碌飲食不均衡，餐餐吃便當有時肉類攝取過多，蔬菜相對不足；吃碗簡單的陽春麵又都是澱粉質缺乏蛋白質與纖維素；有些年輕女孩更是只靠餅乾、麵包、巧克力就可以度過三餐。雖然每天外食，但還是可以選擇正確的食物來維持身體的健康！

● 不應以肉類為主食

　　應該先從挑選食物的比例開始談起。人類是屬於雜食性的物種，從牙齒的比例就可以看出端倪，成人的牙齒有32顆，其中有門齒8顆、犬齒4顆、大臼齒小臼齒共20顆。門齒用來切斷食物、犬齒用來撕裂肉類食物、臼齒用來磨碎食物，犬、貓等肉食性動物的牙齒尖銳發達，羊、馬等草食性動物則是用來磨碎植物纖維的臼齒發達，因此就演化的觀點看來，肉類食品應該只占飲食中的一小部分。

● 青菜的比例應占最多

　　外食族在挑選食物時可以依據這樣的法則，首先挑選一份主食為全穀根莖類，例如糙米飯、地瓜飯、十穀米飯等等大約一碗（200克）的分量當作碳水化合物的來源。根據你一餐所吃的配菜分量來分配：青菜量應占50%，肉類、豆製品、蛋占35%，生菜或新鮮水果占15%，每餐配菜應該有一半是青菜，富含的纖維質可以加強飽足感且幫助消化；35%的肉類、蛋白質成分已經足夠人體需求，但是不可或缺的是這15%的生菜或新鮮水果，因為許多食物中的維生素以及酵素在烹調過程中被高溫破壞而消失了，因此適量補充生菜以及新鮮水果是必須的。

● 生菜水果保青春

　　雖然目前有許多的保健食品以及營養補充劑號稱可以補足一天所需的維生素，但是天然食材絕對是最佳的來源。我從小就非常喜歡吃水果，而且是天天都吃水果，很多人都覺得我看起來比實際年齡年輕一些，我認為愛吃水果應該是原因之一！

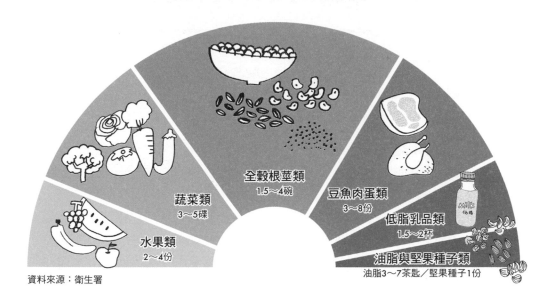

每日飲食指南

全穀根莖類
1.5～4碗

蔬菜類
3～5碟

豆魚肉蛋類
3～8份

水果類
2～4份

低脂乳品類
1.5～2杯

油脂與堅果種子類
油脂3～7茶匙／堅果種子1份

資料來源：衛生署

- 全穀根莖類：多選糙米、全麥、雜糧，主食可吃五穀米、十穀米、燕麥飯，番薯、地瓜、蓮藕、南瓜等，以增加攝取微量元素與膳食纖維，預防慢性病、避免便祕。

- 豆魚肉蛋類：建議多從豆、魚類攝取蛋白質，並鼓勵優先選擇豆類等植物性蛋白質。

- 低脂乳：建議每天喝1.5～2杯240毫升的低脂乳品，不要選擇味道香濃、熱量偏高的全脂乳品。

- 油脂與堅果種子類：建議每天多吃一份瓜子、杏仁果、開心果、腰果、芝麻等堅果，增加維他命E的攝取。

- 蔬菜類：建議每天吃5份蔬菜，蔬菜一份約為煮熟半碗，或是生菜沙拉100公克。

- 水果類：水果可以提供維生素、礦物質與纖維，每日約2～4份（一份約拳頭大）。

3-4 早中晚餐的飲食重點

俗語說「早餐吃得好、中餐吃得飽、晚餐吃得少」，外國的俗諺也有「早餐吃得像國王、午餐吃得像王子、晚餐吃得像貧民」。似乎中西方對於早中晚三餐該怎麼吃，該吃多少是有相同的看法！

● 早餐：進食時間7～9AM

早餐是一天的開始，根據研究，沒有吃早餐的學童在注意力跟學習力都會降低，由此可見吃早餐對於提高一天活力的重要。早餐的主食飯糰、粥、饅頭、麵包多是以澱粉為主，最好適當添加一些新鮮蔬果，可以選擇包有水果的三明治、夾生菜的燒餅、苜蓿芽捲等等，營養美味又健康！

若擔心吃不飽？一餐可以搭配7～10克堅果增加優質油脂的熱量，提高飽足感，但一天堅果食用量以不超過30克為原則。堅果類的「核桃」、「松子」是中醫的長壽食物，所含的不飽和脂肪酸可以降低心血管疾病，在早晨食用還可以增加新陳代謝！有網路傳言說不吃早餐可以幫助減重，其實都是以訛傳訛，不吃早餐會讓中餐、晚餐吸收的量更多，反而導致肥胖！

● 中餐：進食時間11AM～1PM

可以根據青菜：肉（蛋白質）：水果=50：35：15的比例去做調配，如果只是簡單吃碗陽春麵也別忘加個滷蛋、燙青菜才會營養均衡。

● 晚餐：進食時間5～7PM

晚餐之後的日常的活動量就少了，因此飲食量大約七分飽即可。想減重的人常常問晚餐可以不吃嗎？確實有一些道家養生術提倡「過午不食」，也有政治人物因此甩肉數十公斤，但並不是人人適合這樣的飲食方式，空腹過久有可能會因為胃酸分泌過多導致胃痛，因此建議想控制體重的人可以晚餐不吃澱粉，但是可不要什麼都不吃喔！

堅果早餐

Choice 1

選擇含有堅果雜糧的
麵包、吐司或饅頭當作主
食，很多健康取向的早餐中
會加入核桃、葵花子等堅
果，再搭配飲料。

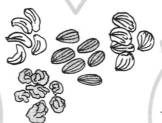

Choice 2

如果早餐的澱粉類不含
有堅果成分，可以在早餐
的豆漿、牛奶飲料中加入杏
仁粉、黑芝麻粉等堅果作為
調味。

Choice 3

如果你的早餐中沒有堅
果，可以到便利商店選擇
一小份袋裝堅果作為搭配，
盡量選擇原味、少鹽、少糖
的口味，並注意一天堅果
攝取不超過30公克。

● 簡單自製堅果牛奶／豆漿

- **材料**：綜合堅果20g，溫牛奶或豆漿100CC，蜂蜜適量。
- **作法**：將所有村料放到食物調理機中均勻打碎，就成為堅果牛奶或豆漿。
- **功效**：堅果富含單元不飽和脂肪酸，有利於降低壞膽固醇、提高好膽固醇，減少心血管疾病發生。堅果還有高蛋白質、礦物質、維生素、纖維素等。核桃、腰果等含有少量Omega-3脂肪酸；而像松子、亞麻子等也有人體必需胺基酸。此外，堅果中還含有抗氧化及抗癌效果的成分。

3-5 蔬菜水果怎麼選？

　　西醫在蔬果的選擇注重於營養成分，中醫則注重食物的屬性，簡單的分法可以分為：寒涼、溫熱、平性這三類，在食用方面的選擇則是以「寒者溫之」「熱者寒之」的原則，如果你是寒性體質，要減少食用寒涼蔬果，多食用溫熱蔬果；如果你是熱性體質則恰恰相反，要多吃寒涼蔬果，少吃溫熱蔬果。

● 寒涼蔬果

　　蔬果這麼多，屬性要怎麼記呢？除了木瓜、南瓜、地瓜之外，多數「瓜」字輩的蔬果都偏寒涼，例如：西瓜、香瓜、黃瓜、絲瓜、苦瓜等等，另外屬於「柑橘」類的橘子、葡萄柚也是寒性，其他水果包括：水梨、奇異果、火龍果、柿子、香蕉等。青菜類大多數偏涼，尤其白蘿蔔、白菜、綠豆、綠豆芽、蓮藕、番茄、空心菜、芹菜、萵苣等等。這些寒涼的蔬果難道都不能吃了嗎？其實烹調的方式會改變蔬果的性味，因此只要避免生食或者在烹調中加入生薑絲、蔥、蒜等辛香調味料，寒涼蔬果就會變成溫和的食物。

● 溫熱蔬果

　　溫熱性的蔬菜數量較少，而且大多是辛香調味用，例如：生薑、老薑、香菜、青蔥、洋蔥、蒜、韭菜。水果則有：龍眼、荔枝、榴槤。

● 平性蔬果

　　性味平和的蔬果，不寒不熱，不會改變原本的體質屬性，平日可以多多食用。水果類：蘋果、草莓、李子、棗子、枇杷、百香果、甘蔗、葡萄。蔬菜類：山藥、番薯、馬鈴薯、黑白木耳、金針菇、四季豆、豌豆、黃豆、紅豆、青椒、甜椒、紅蘿蔔。

● 過敏食物要避免

　　要注意有一類稱為「發物」的食物，會誘發或加重濕疹、痤瘡、蕁麻疹等皮膚的疾病，「發物」不僅僅是帶殼海鮮（蝦子、螃蟹、貝類）、鴨肉、鵝肉、豬頭肉這幾種肉品，還包括蔬果水果類的：芒果、鳳梨、筍子、各種菇類。因此有皮膚問題的人這幾種食材應該要盡量避免，以免加重皮膚問題。

常見過敏食物

海鮮類
蝦、龍蝦、蟹、貝類
及不新鮮的魚。

**含人工食品
添加物的食品**
人工色素、防腐劑、
抗氧化劑、香料。

其他
蛋、牛奶、香菇、竹
筍、殘留農藥的青
菜。

豆莢類
花生、大豆、豌豆。

過敏！
過敏性鼻炎、氣喘、
過敏性結膜炎、
異位性皮膚炎、
蕁麻疹及食物過敏

**含酒精的
飲料或菜餚**

核果類
核桃、腰果、杏仁、
胡桃。

某些水果
芒果、草莓、番茄、
柳橙類。

含咖啡因
巧克力、咖啡、可
樂、茶、可可。

3-6　外賣的飲料可以喝嗎？

　　水是人體必需的物質，每個人每天喝水的水量應該要根據體重來計算，以體重公斤數乘上30倍，再加上500CC就是一天應該喝的水量！

　　以體重50公斤的人為例：50×30+500=2000，所以一天的喝水量應該在2000CC，但這個水量並不僅僅是「喝水」而已，包括一天當中攝取的飲料：咖啡、牛奶、茶、湯以及其他含有水分的食物等等都算在內。

● 避免加工和糖分

　　補充水分當然以白開水為首選，但是總有嘴饞想喝一些外賣飲料的時候，外賣飲料常常會添加過多的添加物。為了維持身體健康，吃進肚子裡的東西一定要特別注意！所以外賣飲料盡量以天然的鮮榨果汁或茶飲為主，我自己在選擇市售的罐裝果汁時會特別注意果汁的含量，有些果汁含量100%，有些只有10～15%，稍微不注意可能買到的只有少量的濃縮果汁，其他都是糖水跟色素。

　　而且盡量少喝含糖飲料，中醫有句話「甜易生痰」，多喝含糖飲料會導致「痰」增加，「痰」是體內不良的代謝物，狹義的痰是指呼吸道的痰，廣義的痰遍布全身，包括脂肪組織都算是痰。

● 室溫以上的溫度

　　「喝飲料可以喝冰的嗎？」相信是很多人的疑問，以中醫師的立場我會建議喝水或飲料至少室溫以上的溫度，冷飲會導致體內的寒氣變重，造成水腫或是局部肥胖的問題。喝冰冷的飲料會導致體內充滿寒氣，寒氣重會影響水分代謝導致濕氣重，形成「寒濕體質」，也因此特別容易水腫。

　　然而，夏天炎熱難耐時真的一點冰冷都不能碰嗎？當然夏季時我偶爾也會喝些冷飲，但是會要求去冰或者是在室溫中放一下，等到不那麼冷的時候再喝，但是不論季節只要進到冷氣房或者秋冬季一定喝溫熱水。之前有一句廣告台詞「喝溫的老得慢」，雖然喝溫熱水並無研究證明可以延緩老化，但是對身體比較好卻是無庸置疑的。

手搖飲料熱量表

茶品熱量一覽表
（以小杯 350CC 計算，熱量誤差±10）

純茶類（熱量）			加料（熱量）		
【果糖】			珍珠	97	大卡
無糖	0	大卡	椰果	68	大卡
微糖	30	大卡	綠豆沙	74	大卡
半糖	58	大卡	可可亞	63	大卡
少糖	98	大卡	杏仁	97	大卡
全糖	116	大卡	芋香	62	大卡
			仙草（中）	6	大卡
			奶精	80	大卡
【蜂蜜】			布丁	112	大卡
無糖	0	大卡	咖啡	11	大卡
微糖	32	大卡	龍眼乾	148	大卡
半糖	62	大卡	薑母茶	74	大卡
少糖	103	大卡	話梅	8	大卡
全糖	124	大卡	優多（小）	68	大卡
			優鮮（中）	101	大卡
			冬瓜（小）	68	大卡
			冰淇淋（一球）	42	大卡

資料來源：清心福全冷飲站

3-7　美食 vs. 養生

曾經有一位朋友跟我說：「你要判斷一個人外食多久，看她吃的口味習慣就可以推斷了。」我相信每個人身邊應該都有朋友每餐桌上都要放一盤生辣椒才能開胃。我早年在外求學時主食也都要加點辣椒醬才覺得「夠味」。後來開始接觸中醫之後，才了解為什麼「外食吃越久，口味越重」。

● 口味重可能是身體出了問題

當一個人腸胃不好的時候，舌頭的舌苔增厚，舌上的味蕾感覺減退，吃什麼東西都覺得沒味道，中醫稱之為「口淡」，是屬於「脾虛」的症狀之一，因為沒味道所以就會越吃越重口味、辣椒醬油越放越多。

我之前提過，「胃以喜者為補」，身體缺少什麼自然就會想吃什麼，如果有人特別偏重某種味覺，那麼可能是臟腑功能出問題，有些人是無論吃什麼都要加醋，隨身都攜帶一瓶醋成為不折不扣的「醋罈子」，中醫認為是肝出了問題。曾有位老太太來我的診間就診，聊到她家人都抱怨她做的菜太鹹了，診斷原來因為她有「腎虛」的問題，因為鹹入腎，腎虛自然會想吃重鹹口味。將老太太的體質調整後，口味正常了，煮出的菜餚也不會過鹹，老太太與家人都很開心。

當辣、酸、甜這些強烈的味道麻痺了你的味覺，你還嚐得出食物中其他的味道嗎？當我開始體會這一點之後，漸漸的開始調整我的飲食習慣，現在即便是飲食清淡還是覺得樣樣美味！

● 新鮮、原味才是真正美食

談到美食與養生，很多人都覺得這根本就是衝突的兩件事情，要吃美食怎麼可能兼顧得了養生呢？其實美食與養生並不衝突，而是要去改變對美食的認知，真正頂級的牛排不需要加蘑菇醬或胡椒醬來提味，少少的撒上一點海鹽就可以吃出食物的原汁原味，這才是真正的「美食」。

最近台灣也吹起一股美食風潮，從「團購美食」到大街小巷中的「隱藏版美食」，真是台灣處處有美食。然而美食的定義是什麼？是要到餐廳裡點一桌燒、烤、炸、辣的大餐？還是食材新鮮、適當烹調的食物就很美味？

● 重新品嚐食物的原味

　　我曾經告訴一位患者要忌甜，她後來告訴我：「我以前喝咖啡、豆漿、任何飲料通通要加糖，後來我改喝無糖飲料之後發現，這樣其實也很好喝，原來飲食口味只是一種習慣而已。」改變對飲食的看法，能吃到食物的原味，就是養生又健康的美食！

酸甜苦辣與身體的關係

酸	喜歡吃酸可能「肝」出了問題。	肝
苦	喜歡吃苦可能「心」出了問題。	心
甘	喜歡吃甜可能「脾」出了問題。	脾
辛	喜歡吃辣可能「肺」出了問題。	肺
鹹	喜歡吃鹹可能「腎」出了問題。	腎

3-8　來杯小酒可以嗎？

「明月幾時有？把酒問青天。」「何以解憂，唯有杜康。」

喝酒似乎已經成為文化中的一部分，開心的時候喝酒、不開心的時候也喝酒，交際應酬時更需要喝酒。

● 酒可助藥力

「酒」其實是中藥的一種，能通行十二經絡，具有「溫脾胃，破癥結，助藥力，厚腸胃，駐顏色，通行血脈，榮養肌膚」的功效，「酒浸藥飲之，能助發藥力。」常見的「補酒」或是「藥酒」，都是利用酒的藥性來加強其他中藥的功效，造成一加一大於二的加成療效。

● 酒劑可內服也可外用

中藥的酒劑就是俗稱的藥酒，是利用白酒或黃酒來浸泡中藥材，早在戰國時代就有使用藥酒的記載。

酒劑可以內服，也可以外用。內服具有溫經散寒、活血通絡、滋養補身，例如十全大補酒；外用則是用於跌打損傷、活血化瘀，例如中醫傷科的藥洗。但酒劑對於小兒、孕婦、心臟病、高血壓，以及酒精過敏者不宜施用。

● 大量飲酒造成濕性體質

然而酒能助人也能害人，「過飲則傷神耗血……致濕生熱諸病。」經常大量飲酒會造體質轉變為濕熱體質，濕熱體質的表現包括：臉部和鼻尖總出油，易生粉刺、痘痘、瘡癤、口臭，大便易黏馬桶且味道穢臭，小便深黃，而且性格變成急躁易怒。

濕熱體質的調養方式：宜飲食清淡，多吃甘寒、甘平的食物如綠豆、白菜、空心菜、芹菜、黃瓜、冬瓜、蓮藕等。少吃燒烤、油炸等熱性以及刺激性的食物。如果真的無法避免喝酒應酬，則應該小酌即可，酒精多飲容易傷肝，古書記載「肝熱病者宜戒之」。因此有急慢性肝炎者最好是滴酒不沾。

● **解酒藥材**

　　中藥解酒的藥材是「葛花」，葛花是中藥材「葛根」的花蕾，古書上記載性味甘平，可以解酒醒脾。介紹一帖葛花茶可以改善飲酒過度、頭痛、腹脹、嘔吐等腸胃受損的症狀。

● 葛花茶

- **材料**：葛花5錢、白豆蔻3錢、白茅根3錢、陳皮3錢與2000CC清水共水飲用即可。
- **功效**：健脾去濕，清血解酒。
- **葛花**：味甘平，解酒醒脾。
- **白豆蔻**：性味辛溫，可以消宿食，解酒毒，治霍亂。
- **白茅根**：具有涼血止血、清熱利尿之功效。利尿促進酒精代謝，使酒精從尿液排出可解酒毒。
- **陳皮**：理氣，改善脾胃濕滯的消化不良。

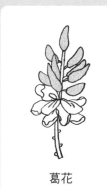

葛花

● 藥酒DIY

1. 準備一個10公升玻璃瓶，洗淨晾乾。
2. 準備中藥材。
3. 準備冰糖2～4兩。（視泡製處分藥材而定）
4. 準備公賣局出產的米酒或米酒頭。
5. 將藥材、冰糖、酒依序放入。（先放低濃度酒，後高濃度酒。）
6. 封好，貼上日期及品名的標籤。
7. 初期幾日，搖動數下。
8. 避光貯藏，且一年以上飲用最佳。

資料來源：高雄市立中醫醫院

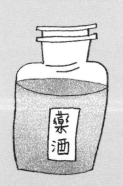

3-9　吃香喝辣的禁忌

　　現代人的飲食習慣，經常喜歡去「吃到飽」，主食吃完之後再來一些甜品，有時候吃完火鍋馬上來幾球冰淇淋，似乎不這樣吃就不夠本。腸胃弱的人冷熱交替食用，不是胃痛就是拉肚子！吃香喝辣時到底有哪些禁忌？

● 冷熱不要同時吃

　　食物有寒性熱性之分，吃寒性食物會使胃寒；吃熱性食物會使胃熱，寒熱食物混食讓胃忽冷又忽熱，是會傷胃的。一般人夏天在炎熱的戶外忽然進入冷氣很強的室內，都難免會發生頭痛等不舒服的症狀，更何況是我們的腸胃，因此要保護我們的胃，不要讓它忽冷忽熱！

● 高脂肪及油炸食物對身體有害無益

　　對於飲食油膩、營養過剩的肥胖族群，中醫稱之為「肥貴人」或「膏粱之人」，古籍記載「膏粱之人，素食甘肥，故骨弱，肌膚盛重……外盛內虛，雖微風小邪，易為病也」。高脂肪及油炸食物營養價值不高，卻容易令人發胖，在中醫觀點這樣的人通常骨質柔弱、脂肪肥厚，屬於外強中乾型，雖然很有「分量」，但是只要周遭有人感冒，就非常容易被傳染。目前西醫研究指出，肥胖會導致免疫力下降，也與多種癌症的發生有關。

● 重辣傷身

　　少量的吃辣，可以幫助血管擴張促進循環以及增加新陳代謝，但過度吃辣則會傷身。中醫認為「辛多傷肝」，辛辣在五行中是補肺的食物，但是肺旺會傷肝，肝開竅於目，所以又有「辛傷目」之說，吃辣會使結膜炎、乾眼症等疾病的症狀惡化。又「肝主筋，其華在爪（指甲）」，因此「多食辛，則筋急而爪枯」，吃太辣會導致筋肉彈性缺乏，指甲乾枯。

● 女性朋友宜少冰冷

　　現代的年輕女生很多都四肢纖細卻有小腹凸出的問題，仔細詢問都有喜歡喝冷飲的情形，喝冷飲會使臟腑受寒，為了要保護這些內臟器尤其是子宮，身

體的脂肪組織會重新分布，因此容易造成下腹部肥胖。吃太多冰冷以及寒性食物，會造成女性月經期的不適，痛經加重、血塊量多、血量減少等等症狀。所以女性朋友在月經前一周就應該少吃冰冷食物。

「吃到飽」的健康進食順序

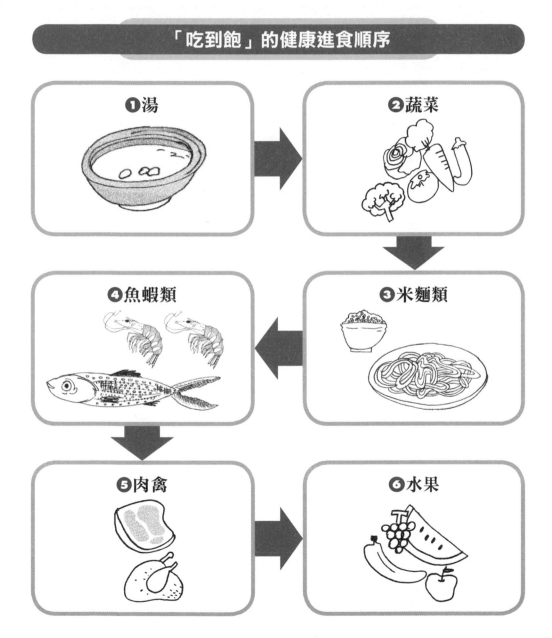

❶湯

❷蔬菜

❹魚蝦類

❸米麵類

❺肉禽

❻水果

3-10 點心宵夜真的罪大惡極？

　　大家都知道吃宵夜會胖，但是除了發胖之外，吃宵夜還容易引發多種疾病，中醫的時間醫學理論，子時（11PM～1AM）是膽經當令經氣走在膽經，丑時（1AM～3AM）經氣是走肝經，如果晚上10點吃宵夜，胃中的食物從吃到口中到排至小腸大約要3～4小時的時間，因此在肝經循行的時間，原本應該要躺平睡覺，好好的讓肝休息，吃宵夜之後腸胃及肝臟反而要忙於分泌消化液。

● 吃宵夜傷肝、胃

　　肝是體內消化、解毒、造血的重要器官，吃宵夜會使得應該養肝的時間肝反而無法好好休息，久而久之，身體就會越來越衰敗。再加上通常吃完宵夜過沒多久就上床睡覺了，胃中滿滿的食物還來不及消化最容易發生胃食道逆流的情況。

　　吃宵夜容易造成胃食道逆流的原因就好比是一個裝滿食物的袋子把它平放，食物就從袋子中流出，食物原本消化後要進入小腸，卻逆向進入食道，所以稱「胃食道逆流」。胃食道逆流的症狀因人而易，有些人會有泛酸、打嗝、胃痛等症狀，有些人則是會胸口熱熱的，俗稱「火燒心」，或者是以「一平躺就咳嗽」或「睡眠時咳嗽」的症狀來表現，讓很多人誤認為是心臟或者肺部出了問題。

● 吃宵夜易發胖

　　吃宵夜到底多容易發胖呢？根據研究指出，同樣的食物在半夜2點與下午2點食用，食物吸收的比率前者是後者的20倍，可見即使宵夜食用較低熱量的食物仍是容易發胖。加上前述吃宵夜的多種壞處，因此真的嘴饞想吃點心的時候，可以利用下午茶的時段淺嚐即止，吃宵夜絕對是身體大忌喔！

● 在入睡前一個半小時內吃完

　　然而，有些人睡前不吃東西就睡不著，那麼，睡前可以吃哪些小點心呢？睡前可以少量食用腰果、黑芝麻、葵花子、杏仁、香蕉、起司等幫助入睡的食物，或是喝點麥片、熱牛奶、蜂蜜菊花茶、薰衣草茶都是不錯的選擇。而且應該在入睡前1.5小時之前食用完畢，減少胃食道逆流狀況的發生。

● 健康美味宵夜食譜

蜂蜜燕麥

● **材料**：燕麥片3匙，溫水50CC，蜂蜜適量。

● **作法**：將燕麥用溫熱水沖泡後，加入蜂蜜調味即可。

● **功效**：燕麥片營養價值高，又具有飽足感，是宵夜時的好選擇。燕麥片同時有助眠功效，加入少量蜂蜜能穩定大腦情緒，幫助睡眠。

桂圓百合糙米粥

● **材料**：桂圓5粒，百合3錢，糙米1/2杯，白米1/2杯。

● **作法**：將糙米和白米洗淨，百合泡軟，與桂圓同放在電鍋中。內鍋加5杯水，外鍋加5杯水，熬煮至糙米熟軟。

● **功效**：糙米、桂圓、百合皆為具有安神功效的中藥材，適合在宵夜時間少量食用，幫助睡眠。但桂圓性溫燥，熱性體質者不宜。

香蕉牛奶

● **材料**：半根香蕉，150CC溫熱牛奶。

● **作法**：將香蕉與牛奶用果汁機打勻即可。

● **功效**：牛奶中含的色氨酸能夠穩定情緒，幫助睡眠，而香蕉是水果中的安眠藥，還能放鬆肌肉，有助一夜好眠。

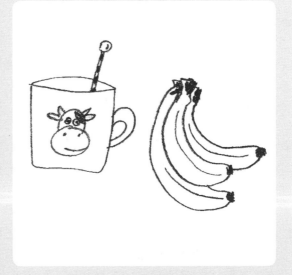

3-11　跟著春夏秋冬四季養生食補

● 春季食補

　　春天是生長的季節，百花齊放，植物新生的能量最強，因此適合多吃發芽食物。傳統習俗清明節要吃春捲，春捲就是要把春天的氣息與能量捲入食物中，裡面含有大量的新鮮蔬菜尤其是豆芽菜，有欣欣向榮之意。春天飲食調味應該以溫和、清淡的食物為主。

● 夏季食補

　　夏天氣候炎熱，經常是揮汗如雨，而且流汗過後特別疲累，「汗為心之液」，中醫認為流汗過多耗損心氣，此時應該多補充水分，夏天長時間戶外工作或者火氣大容易口乾舌燥的人可以喝青草茶、涼茶、苦茶、冬瓜茶、薏仁湯、綠豆湯、蓮藕湯也都能清熱解暑！

● 秋季食補

　　「秋屬金，通於肺，開竅在鼻」，秋天的氣與肺是相通的，因此容易引發呼吸道的問題例如感冒、過敏性鼻炎、氣喘等等，因此要減少寒性食物攝取，多攝取辛溫的食材，提高身體能量。中醫認為「色白入肺」，秋季可多食對氣管有益的白色食材例如：山藥、銀耳、百合、水梨等。

● 冬季食補

　　冬天是最冷的季節，夏天是陽氣盛、冬天是陰氣盛，冬季氣候寒冷，胃口也較佳，適合用溫熱藥進補，常用乾薑、肉桂、花椒等食材去除體內寒氣。如果冬天沒有將體質調理好，以至於缺乏抵抗力，那麼到了春天，只要遇到傳染性的疾病如流行性感冒盛行時，就會很容易生病。冬令進補是要用辛溫藥材去除寒氣達到溫補體質的效果，也必須視個人體質來調整，並不是每天都要大魚大肉，補過了頭導致發胖，對身體反而是有害無利的。

二十四節氣可以這樣補

	立春	人參雞湯
春	雨水	韭菜瘦肉粥
	驚蟄	四神湯
	春分	大棗茯苓粥
	清明	潤餅、春捲
	穀雨	番茄豆芽排骨湯
夏	立夏	冬瓜排骨湯
	小滿	胡蘿蔔排骨湯
	芒種	綠豆薏仁湯、粽子
	夏至	荷葉茯苓粥
	小暑	蓮子湯
	大暑	鳳梨苦瓜雞
秋	立秋	銀耳百合湯
	處暑	冰糖燉梨
	白露	蓮藕排骨湯
	秋分	螃蟹
	寒露	百棗蓮子銀杏粥
	霜降	香菇雞湯、山藥排骨湯
冬	立冬	薑母鴨、麻油雞
	小雪	羊肉爐
	大雪	八珍湯
	冬至	酒釀蛋湯圓
	小寒	蟲草桂棗雞湯
	大寒	淮山虱目魚片粥

專欄 周休二日的養生大餐

　　周休假期難得能夠在家好好休息，平常工作總是外食，經常應酬，大魚大肉營養不均衡，周末在家可以為自己準備一份簡單卻營養百分百的無油養生大餐！

早餐最重要

　　早餐是一天中最重要的一餐，因此要選擇營養豐富的食材，最好能夠選擇高纖的食物幫助排便，糙米、麥片、全麥饅頭都是很好的選擇，豐富的纖維素可以幫助排便，使體態輕盈！西式早餐無論麵包、漢堡都含有大量油脂，建議選擇烹調方式為蒸、煮的中式早餐作為主食。早餐飲料則可以選擇無糖豆漿加入山藥、木瓜等食材打汁，除了養生還有養顏美容功效！

地瓜糙米飯／粥、煮嫩豆腐、高麗菜味噌湯

煮嫩豆腐
- 材料：嫩豆腐一塊切片，青蔥半枝切片、高湯1杯、鰹魚醬油1大匙、味醂1大匙。
- 作法：將高湯、醬油、味醂放入鍋中煮滾，依序加入嫩豆腐及青蔥稍微煮滾即可。

高麗菜味噌湯
- 材料：高麗菜一大片（70克），高湯1.5杯、味噌適量。
- 作法：將高麗菜切為一口大小，放入高湯內煮滾後，加入適量味噌調味即可。

中餐吃得飽

中餐一般而言並不需要太忌口，飲食分量以吃到八分飽為主，再搭配一份水果就是完美的一餐。中午是陽氣最旺盛的時候，因此如果生菜類的食物以及寒性水果，也適合在中午食用。

山椒烤豬肉、胡麻菠菜、白飯或糙米飯1碗、水果1份

山椒烤豬肉
- 材料：豬腰內肉2片，山椒粉、生薑、鹽適量。
- 作法：豬腰內肉去筋後拍軟，把生薑榨汁用薑汁與鹽醃豬肉，用烤箱將豬肉烤熟，撒上山椒粉即可，也可以用孜然粉代替山椒粉。

胡麻菠菜
- 材料：菠菜1/2把、紅蘿蔔1/2根、胡麻醬適量。
- 作法：將菠菜燙熟後切成3～4公分，紅蘿蔔切絲燙熟，最後將菠菜與紅蘿蔔淋上胡麻醬拌勻即可。

晚餐熱量低

晚餐是一天三餐中飲食分量最少的一餐，因為晚餐後的活動量減少，若大吃大喝會影響消化以及睡眠，因此晚餐的蛋白質來源可以選擇好消化的海鮮類以及熱量較低的白肉（雞、鴨、鵝），晚餐可以多吃青菜，具有抗癌功效的花椰菜是不錯的選擇，但是花椰菜的抗癌成分很容易在水煮時流失，因此建議用少量的水拌炒。

紫蘇梅蒸鱈魚、水炒花椰菜、白飯或糙米飯1/2碗

紫蘇梅蒸鱈魚
- 材料：鱈魚1片、杏鮑菇1根、嫩薑1根、紫蘇梅醬汁、米酒、鹽適量。
- 作法：將鱈魚抹鹽以及酒稍微醃漬，杏鮑菇切片、薑切絲，食材依序放入盤內最後加入紫蘇梅醬汁，用電鍋蒸熟即可。

運動

「妳從幾歲開始運動，身體就停留在那個年齡」。

這個說法雖然誇張了點，但是運動確實能讓人常保年輕，

我曾見過最讓我驚艷的「凍齡」美女，

一位是舞蹈老師、另一位是瑜伽老師，

我相信規律的運動絕對是她們青春永駐的祕方之一。

過去我也是「不動一族」，從20多歲起開始規律運動，

很多人說我外表比實際年齡年輕一些，

我相信一部分原因和運動有關。

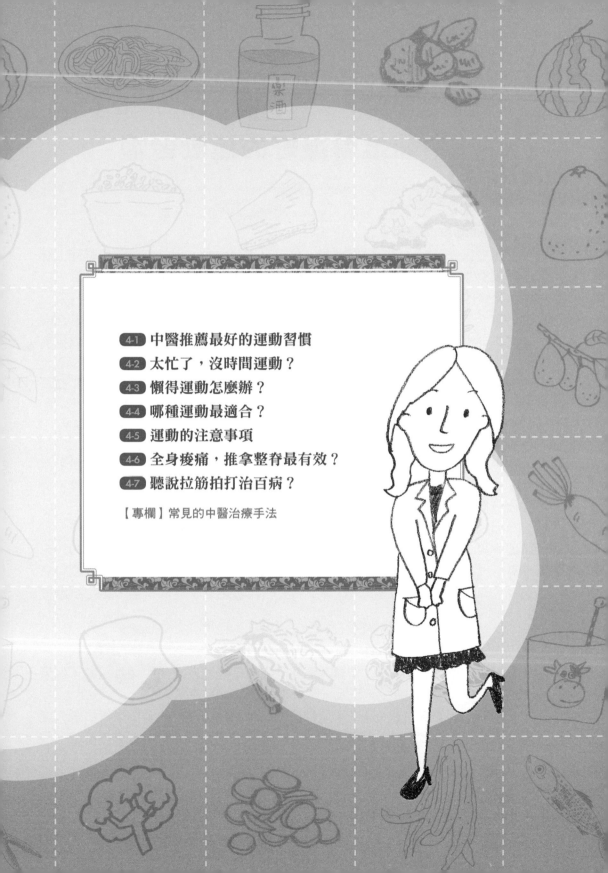

4-1　中醫推薦最好的運動習慣

● 過度運動反而傷身

　　很多人平日忙碌沒有時間運動，但是又很想運動，因此一到假日就狂上健身房猛做肌力訓練，或者一放假就瘋狂的去騎腳踏車，等到周休假日結束之後，全身因為過度運動乳酸堆積造成腰痠背痛，反而上班日精神不濟。

　　有一句話說「過猶不及」，運動雖然可以鍛鍊心肺、強壯健身，但是過度運動卻是會傷身甚至縮短壽命，某保險公司曾對六千名已故運動員做資料統計，發現運動員的平均壽命只有五十歲，西方醫學家研究發現過度運動會造成體內器官缺血，可能導致大腦早衰、內分泌失調甚至影響免疫系統。尤其像短跑這種短時間需要消耗大量肌耐力的運動最不利健康。

● 輕量運動最養生

　　中醫認為最具養生功效的是「輕量運動」，什麼樣的運動是屬於輕量運動？可以由運動中的自我感覺，或者是利用最大心跳速率的百分比來推算。低強度有氧運動在運動過程中感覺應該是輕鬆而不吃力。

　　而人類的最大心跳數是220減去目前的年齡，以三十歲的人為例，最大心跳速率是220-30=190，最佳的低強度有氧運動的心跳數是最大心跳速率的50～60%，也就是95（190×50%）～114（190×60%），所以30歲的人低強度有氧運動心跳應該維持每分鐘95～114下，年紀大心跳速率會低一些，年紀小則會高一些。

● 至少2-3天運動一次

　　運動的種類有許多種，中醫的氣功、太極都是屬於養生的輕量運動。如果不喜歡這些「中國功夫」，快走、騎單車也是不錯的選擇。

　　至於一周要運動幾次呢？天天輕度的運動當然是最好的，如果無法天天運動，至少2-3天運動一次，如果運動完隔天起來特別疲勞，表示運動過量了，當天就不要再運動，好好的休息一天，隔天再開始運動，運動的效果不是一蹴可幾，必須持續才能看見效果。

根據最大心跳速率將運動強度分五類

最大心跳速率比例	強度分期	運動功效
50%～60%	恢復區	輕量運動，中醫的養生運動。可用於運動前的熱身和運動中間以及運動後的恢復。
60%～70%	低強度有氧區	中度有氧運動，運動時主要燃燒體內脂肪，能幫助減肥。
70%～80%	高強度有氧區	較強有氧運動，運動時主要燃燒肌肉內糖原。
80%～90%	無氧區	多數肌肉處於無氧呼吸狀態，乳酸大量堆積，運動後容易痠痛。
90%～100%	極限區	人類運動極限，不當鍛鍊會對身體造成嚴重傷害，此強度下的鍛鍊要非常謹慎。

人類的最大心跳＝220－目前的年齡

EX：220 - 30歲＝190（最大心跳）
　　190 X 60%～70%＝114～133（低強度有氧運動）
　　190 X 50%～60%＝95～114（輕量養生運動）

西醫建議的運動強度落在60～70%的低強度有氧運動。以30歲的人為例，低強度有氧運動心跳應該維持每分鐘114～133下。

但中醫的養生運動觀念與西醫的運動觀念稍有不同，中醫認為50～60%的心跳數才是最佳運動，大約是每分鐘95～114下。

建議可以搭配這兩種運動強度作為運動處方，如果需要減重者應該多一些低強度有氧運動，年長者則宜以輕量運動為主。

4-2　太忙了，沒時間運動？

● 善用零碎時間運動

大家都知道持續運動的好處，卻很少人能夠持之以恆的運動，最常聽見的原因是：「我太忙了，根本沒時間運動！」「我二十四小時都在顧小孩，根本沒有自己的時間。」如果你把運動定義是空出一段時間去戶外爬山、去操場跑步，那麼不見得人人有時間運動。其實運動是可以利用零碎時間去做的，那麼「沒時間」就不再是「不運動」的藉口了！

● 平日：趁上下班及午休時間多走走

如何利用零碎時間運動呢？如果是通勤族，可以利用下班回家的路上提早2站下車步行回家，這樣不影響其他生活步調，同時一天又能撥出10分鐘左右的時間運動。上班族則可以養成少搭電梯、多走樓梯的生活習慣，不但能夠多運動有益健康，還有節能減碳的好處。之前有提過午休吃飽不要立即趴睡，因此外出午餐回辦公室前可以在公司附近散步個10分鐘、爬樓梯可以增加運動量。

如果工作地點附近剛好有健身中心，可以利用午休的30～60分鐘參加簡單的有氧課程，曾經有一位新手媽媽就是利用辦公的午休時間參加水中有氧課程，順利的產後瘦身。

● 假日：遛狗遛小孩兼運動，一舉兩得

假日忙著帶孩子的父母們，可以利用小朋友午休的時間做點柔軟健身操，或在家中準備健身車，一有空就可以踩個幾十分鐘。帶小孩去公園玩時也可以順便利用一下公園附設的健身器材，或者陪孩子騎車、跑步，或是遛狗兼散步，都是一舉兩得的運動習慣。

如果天氣不好，只能待在家裡看電視，這時也不要呆坐在沙發上，起來動一動，原地踏步也是一種運動。運動可以讓身體健康、心情愉快，因此不要再把「沒時間」當作藉口，現在就起來動一動吧！

●辦公室就可以做的健身運動「平甩功」

Step 1 站立時雙腳打開與肩同寬，自然頻率呼吸。將雙手輕鬆伸直與地面平行，掌心朝下，五指微微舒展。

Step 2 接著讓手如鐘擺般自然往後甩，保持放鬆，不要在意後甩時的高度，也不需刻意往後抬。當甩到最舒服的位置，再把手甩回胸前。雙手回到初始姿勢輕鬆打直，保持與地面平行。

Step 3 重複步驟一與步驟二，每甩到第五下時，手往後甩的同時雙膝微微下蹲，輕鬆的上下彈動兩次。

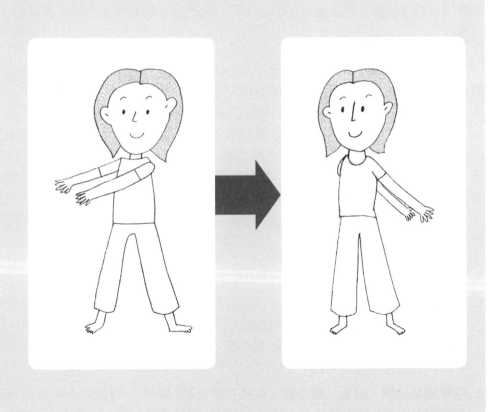

4-3　懶得運動怎麼辦？

● 久臥傷氣、久坐傷肉

　　還有一種人不運動的原因不是沒時間，而是一個字「懶」，「平常上班工作都累死了，根本沒體力運動，放假只想在家躺著休息。」懶人的最高指導原則就是能躺就不坐，能坐就不站，但是不要以為成天躺著休息對身體好，《黃帝內經》中記載「久臥傷氣、久坐傷肉」，躺太久會導致經脈中的氣運行不暢，所以說久臥傷氣；坐太久不活動則影響脾胃的消化功能，脾又主肌肉，久坐肌肉越來越鬆弛無力，因此久坐傷肉。臥病在床的人時間越久氣越虛，長時間坐辦公桌不運動身體健康一定會出問題，因此為了身體健康一定要多活動。

● 找出自己喜歡的運動

　　「活動」，活著就要動，要讓懶人動起來的第一個方法，就是找出自己喜歡的運動。當運動是充滿樂趣的或者是有成就感的，那麼運動就不是一件苦差事，不用別人督促就會自動自發的想要去運動。

　　我原本也是個不動一族，而且體脂肪曾經高達30以上，後來接觸舞蹈後發現跳舞不但能修飾身形體態還帶給我樂趣以及成就感，因此持續跳舞已經6年了，現在體脂肪也已經恢復正常。所以說喜歡打球的人，可以找幾個球伴每周固定時間打球；喜歡游泳的人就定期去游泳。如果真的沒有喜歡做的運動，就每天從伸展拉筋、甩手功這種簡易的運動做起。運動的好處這麼多，何不從今天起就動起來呢？

● 懶人運動法

1. **呼吸運動法**：訓練用腹式呼吸。平躺時將手放在下腹，用鼻子吸氣，吸氣時感覺下腹部緩緩脹起，用口吐氣時腹部內縮，腹式呼吸比胸式呼吸健康。腹式呼吸可以運動到下腹肌肉，按摩內臟，改善腹腔血液循環，幫助抑制交感神經，有放鬆情緒的功效。

2. **隨時隨地抬頭、挺胸、縮小腹**：維持良好姿勢的同時，身體許多大肌群同時都在收縮，也有運動的效果。經常縮小腹能夠緊實腹部肌肉，讓小腹消失！

3.提肛縮臀：提肛就是收縮骨盆底肌肉，這個動作類似平常解大便、小便中途忽然憋住的動作。提肛是古人的養生法之一，提肛能夠保住體內元氣不外洩，目前研究提肛運動具有改善骨盆腔疾病的功效，對於男女性尿失禁有一定的幫助。

各類運動消耗熱量表

運動30分鐘消耗的熱量（大卡）

運動種類	50公斤	60公斤	70公斤
騎腳踏車（8.8公里／小時）	75	90	105
走路（4公里／小時）	77.4	93	108.6
伸展運動	63	75	87
高爾夫球	92.4	111	129.6
保齡球	99.9	120	140.1
快走(6公里/小時)	110.1	132	153.9
划船(4公里/小時)	110.1	132	153.9
有氧舞蹈	126	150	177
羽毛球	127.5	153	178.5
排球	127.5	153	178.5
乒乓球	132.6	159	185.4
網球	155	186	216.9
溜直排輪	201	240	279
跳繩（60-80下／分鐘）	225	270	315
慢跑（145公尺／分鐘）	235	282	329
拳擊	285	342	399
蛙式游泳	297	354	414
自由式游泳	435	525	612

資料來源：衛生署國民健康局

4-4 哪種運動最適合？

● 緩慢放鬆的運動最適合

我們之前有提過，輕度運動是最養生的。在中醫的運動養生觀中，緩慢的運動比快速的運動好；放鬆的運動比競爭的運動好，手腳並用的運動比單側肢體的運動好。良好的運動模式應該是緩慢的、放鬆的、動作協調對稱的、具有律動性的、能夠活動全身的，而且是非競爭性注重在自我進步的。像是氣功、太極、瑜伽、游泳、呼吸吐納等。

運動的強度可以用最大心跳速率的比例來計算，不同年齡運動時應該維持的心跳速率是不同的。而針對不同年齡的身體狀況，可以選擇適合自己體能的運動方式。

● 高齡族群選擇不傷膝蓋的運動

對於高齡族群，因為骨關節退化，像是爬山這種膝蓋受力大的活動應該減少，爬山時也應該準備護膝、登山杖等用品減輕膝蓋的受力；有退化性關節炎的人經常被疼痛困擾而不願意運動，這時游泳是最適合的，因為水中浮力可以大大的減輕關節的受力，水療也有緩解疼痛的功效，高爾夫球運動時間長但並不劇烈，中醫的太極、氣功、八段錦等功法簡單易學，也都很適合高齡族群。

● 暖身拉筋不可少

年輕人則比較喜歡活潑一點的運動，像是打球、舞蹈、騎單車等，有些人則會希望強化身體的線條而加強重量訓練，通常在進行較強的運動前應該先暖身以減少運動傷害的發生，接著開始做有氧運動，如果有做重量訓練，以不連續做兩天為原則，運動之後一定要做和緩的伸展拉筋，這個時候體溫較高，肌肉柔軟，拉筋的效果最好。

女性朋友不喜歡運動的其中一個原因，就是擔心運動之後會變成「金剛芭比」或者長出「蘿蔔腿」。其實如果運動時沒有同時補充大量蛋白質，是不會因此長出大塊肌肉的。運動之後的拉筋也可以預防蘿蔔腿的發生。

● 八段錦

「八段錦」是一套結合各種導引術的精華所形成的功法。八個動作結合如織錦一般，稱為「八段錦」。名稱最早在北宋出現，可說是古人的養生術。

第一式

雙手托天理三焦

預備姿勢：自然站立。
1. 兩手掌指前伸，手心向上。
2. 兩手平舉至胸前，順勢翻轉，十指交叉，慢慢向上托於頭頂上方。
3. 兩手自左右兩側由上向下畫弧，緩緩放下成預備姿勢。

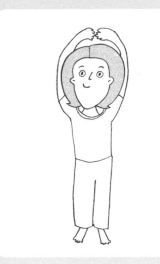

第二式

左右開弓似射鵰

預備姿勢：騎馬勢，兩手握拳放於腰側，拳心向內。
1. 兩臂前交叉，左臂在內，右臂在外。
2. 左手伸食指，左臂向左緩緩推出，右手握拳屈肘右拉，頭向左轉，眼注視左手食指尖端，如拉弓狀。
3. 換右邊重複同樣的拉弓動作。

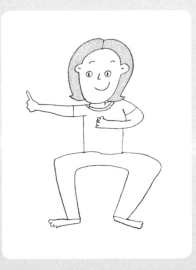

第三式

調理脾胃雙臂舉

預備姿勢：自然站立。

1. 左手掌向上提，沿左胸前緩緩上舉，同時將手掌翻向左前上方直舉，眼看上方。
2. 翻左掌緩緩放下，右手提右胸前迎接左手同時放下成預備勢。
3. 換右邊重複同樣翻掌上舉的動作。

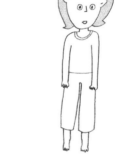

第四式

背後七顛百病消

預備姿勢：立正姿勢。

1. 兩手下垂，肘臂稍外展，手指併攏，掌指向前平伸。
2. 兩掌下按，順勢將兩腳跟向上提起，停留一會。
3. 兩腳跟下落著地，身體放鬆。

第五式

攢拳怒目增氣力

預備姿勢：自然站立。

1. 兩手握拳放於腰側，兩手拳心由上轉下向前推出，然後收回放於腰側，同時兩腿半分彎腳跟靠攏，兩眼怒目向前平視。
2. 還原成預備勢。

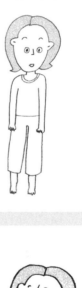

第六式

五勞七傷向後瞧

預備姿勢：自然站立。

1. 頭緩緩左轉向後瞧，眼看腳後跟。
2. 回到正前方，然後換邊，頭緩緩右轉後瞧，看腳後跟。

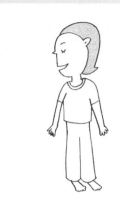

第七式

搖頭擺尾去心火

預備姿勢：騎馬勢，兩手撐於兩膝上，虎口向內。

1. 上半身伸屈由左、前、右、後，轉兩周後回正。
2. 換方向，上半身伸屈由右、前、左、後，轉兩圈後回正。

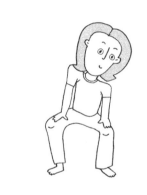

第八式

雙手攀足固腎腰

預備姿勢：自然站立，兩腳張開。

1. 兩臂側上舉，手指交叉，掌心向上直舉。
2. 上半身前屈彎腰，同時翻掌接抵腳背。
3. 兩手分開向前攀足，兩腿後挺。
4. 還原成預備勢。

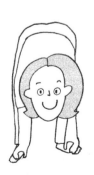

4-5　運動的注意事項

● 最佳的運動時間因人而異

到底何時是運動的最佳時間？一直都有爭議，早期認為清晨空腹時運動最好，但是此時運動容易導致血糖過低，而且早上起來血液黏稠度過高，對於有心臟血管疾病患者此時運動也很不利。目前西方研究發現在下午4～7點運動是最好的，這個時間運動的耐力、伸展以及有氧能力都是最佳的。

以中醫觀點而言，最佳的運動時間是因人而異，寒性體質的人應避免在夜間沒有陽光時運動，熱性體質的人則可以利用清晨或傍晚的時間運動。而剛吃飽也不宜運動，最好是在飯後兩個小時比較適合。

● 流汗要盡快擦乾

運動流汗後令人感到通體舒暢，這個時候不要忘記適度補充水分，如果長時間運動流汗量大會有電解質不平衡的情況，可以利用市售的運動飲料以兩倍的水量稀釋後飲用。

● 運動後沖冷水澡會導致「外寒內熱」

除此之外，老人家常常提醒運動後流汗一定要馬上擦乾，而且千萬不要洗冷水澡或者用冷水沖頭。因為流汗後體表的毛孔大開，依照中醫觀念，這個時候風邪最容易趁虛而入而導致感冒等症狀發生。用冷水沖頭、洗澡雖然能夠立即擁有解熱舒暢的感覺，但是會使表皮血管收縮，體內應該發散的熱氣卻散不出來，導致「外寒內熱」的情況發生。

● 冷水沖頭後遺症多

許多年輕人喜歡在運動後用冷水沖頭，一時間清涼暢快並無不適感，但對身體的傷害卻是日積月累的，寒邪堆積後年歲稍長很容易有頭痛的問題，尤其到了冬天一吹冷風就容易頭痛，甚至有人因此終年都需要戴著帽子禦寒，因此運動後也要注意不要貪涼而讓身體受寒！

● 外感六淫是致病的原因

「六氣」是指「風、寒、暑、濕、燥、火」六種自然界四季氣候的正常
變化。當季節異常變化,發生太過(如夏季熱浪侵襲、冬天強烈冷氣團
來襲等)或不及時(如春天氣溫乍暖還寒,秋天應涼反熱等),季節變
化超出人體所能調適的範圍,六氣就成為外在的致病因素,這種情況下
中醫稱為「六淫」或「六邪」——風邪、寒邪、暑邪、濕邪、燥邪、火
邪。而六淫通常會穿過體表肌膚組織間隙或從口鼻等孔竅由外侵入人
體,造成人體生病,所以又稱為「外感六淫」。

什麼是外感六淫

六氣
風、寒、暑、濕、燥、火

季節變化過劇

六邪
風邪、寒邪、暑邪、濕邪、燥邪、火邪

透過口、鼻、皮膚

進入人體

生病!

4-6 全身痠痛，推拿整脊最有效？

● 骨骼脊椎影響身體健康

很多人都會有這裡痠，那裡痛的問題，尤其經常坐辦公室的人，頸項僵硬、腰痠背痛似乎是人人的通病，去給醫師檢查發現因為長時間固定同一個姿勢，導致肌肉僵硬緊繃。這個時候中醫會用針灸、推拿、正骨、整脊等等方式來做治療。這些治療手法並不是只有中醫在使用，西醫的復健科也會使用類似的治療手法，只是名稱不同。

推拿手法類似於西醫的按摩（Massage），而正骨、整脊等方式在復健醫學中，有一個類似的名稱稱為脊骨神經醫學（Chiropractic）或者「手療學」，也就是俗稱的整脊術。可見無論中醫或西醫都認為骨骼脊椎與身體的健康是息息相關的。

● 被動按摩效果難以持續

在經過推拿、整脊的治療之後，多數患者都可以獲得症狀的舒緩，但是3～5天之後又會跑回去掛病號，好像這樣的痠痛不適不會「斷根」。追究根本的原因，還是因為肌肉過度的緊繃，雖然經過推拿按摩的舒緩，還是無法恢復到正常的張力，這個時候雖然把歪斜的脊椎校正，但是過度緊繃的肌肉過幾天還是把脊椎給拉歪了，這也就是痠痛一直反反覆覆的原因。

● 主動拉筋、放鬆肌肉才是治本之道

因此要徹底解決痠痛，當然必須從放鬆緊繃的肌肉做起。放鬆肌肉，被動的按摩或者熱敷都是方法之一，但是必須經常操作才有成效，所以最方便的方式其實是主動的運動。身體的拉筋、伸展可以延展緊縮的肌群，適度的有氧運動還可以幫助全身血液循環，當然也能改善緊繃肌肉的血液灌流。針對痠痛的地方更可以做大範圍的關節活動，如頸項僵硬的人多做頸部前後左右轉動，以及肩關節前旋、後旋。每天多做幾次就能改善肌肉痠痛。

因此可以說，推拿整脊是治療的手段，而規律的運動才是維持健康的根本方法。

各種經絡治療手法比一比

醫療行為

針灸	用針具在穴道上刺激，產生痠、麻、脹、痛等感覺，利用手法達到疏通經絡的功效，用來治療內科、傷科等多種問題。 ★針灸屬於醫療行為，必須由醫師親自操作。
正骨	用摸、接、端、提、按、摩、推、拿等多種手法治療骨錯縫（錯位）、骨折、脫臼等疾病。 ★骨折、脫臼的正骨屬於醫療行為，必須由醫師親自操作。
整脊	整脊是利用特殊手法將錯位的脊椎骨歸位。整脊可能造成肌肉或韌帶拉傷或斷裂、骨折、神經根壓迫加劇、中風，甚至癱瘓等併發症。 ★目前衛生署將「整脊」定義為醫療行為，規定只有中、西醫師與物理治療師可以施行。

坊間民俗療法

推拿	用徒手的方式在人體上按經絡、穴位，用推、拿、提、捏、揉等手法進行治療，多治療傷科疾患。 ★推拿屬於民俗療法，坊間機構皆能施行。
泰式按摩	從中醫傳統按摩演變而來，除了包含推拿中的推、拿、捏、揉等手法，還結合了拉筋以及淋巴按摩，強調腰背舒展。 ★操作者並不需要技能檢定及職業認證，因此，舒緩的效果與操作者的經驗手法相關。
腳底按摩	五千年前的中醫就有觀趾法的記載，不過傳統醫學對於這一塊並不特別重視，反而是近代在西方對於足部反射區興起研究熱潮。 ★1993年衛生署公告，腳底按摩屬傳統民俗療法，為不列入醫療管理之行為。目前積極爭取職業訓練以及技能檢定及職業認證。

4-7　聽說拉筋拍打治百病？

● 可以保健身體，但並沒有神效

最近非常流行「拍打功」號稱拍打可以治百病，如果簡單的拍打真的可以治百病，那麼這個世界哪裡還會有生病的人呢？人體確實有自癒的功能，對於身體強健的人即使感染了某些疾病自己會好，例如一般感冒吃藥只是緩解症狀，不吃藥其實過幾天自己也會好。但是有些疾病無法自癒，因此需要醫藥介入治療。因此拍打可以作為身體保健的方法，但說要治病未免太誇大了些！

● 拍打可以暢通經絡通氣血

拍打以及拉筋都是保健強身的方法，主要功效都是暢通經絡、增加氣血流暢為主。拍打功其實就是從中醫經絡學發展出的一套保健方法，拍打的方式有很多，有徒手拍、木棍拍、鐵條拍，其實拍打並不需要器具，徒手虛掌拍打且順著經絡走向即可。

身體的經絡有分陽經（走陽面：背部、外側、前側）與陰經（走陰面：腹部、內側），手部陽經由手走到頭，背部陽經從頭走到腳，腹部的陰經由腳走到胸，手部陰經由胸走到手。沿著經絡的走向拍打，痠痛的地方則多拍幾下，對於容易脂肪堆積處多拍打也有塑身的效果。

● 別拍過頭變瘀青

有些人會強調要拍到「出痧」也就是皮下的微血管破裂才會有效，不過多數醫師都認為只要拍到經絡有發紅發熱的感覺即可。因為拍到「出痧」雖然可以達到去瘀生新的功效，但是這是屬於治療用的手段而非保健用，而且在瘀血未消的修復期如果反覆拍打反而會越拍越虛、越拍越累。

● 拉筋可以強化經絡

拉筋是一種伸展筋骨、修飾身形、提高柔軟度、強化經絡以及避免運動傷害的方法，拉筋可以牽動身體的經絡以及刺激經絡所連通的臟腑，拉筋隨時可做姿勢也可以多變化，但是要注意拉筋的範圍還是要在個人身體柔軟度可以接受的範圍之內，否則輕則筋肉拉傷，重則肌肉撕裂血腫，強身不成反而先受傷更是得不償失。

●拍打胃經改善腸胃功能

- **位置**：胃經是屬於陽經，由頭走到腳，因此要由上往下拍打，最容易做拍打的部位是小腿，在膝蓋下緣脛骨的外側有脛前肌，脛前肌最豐厚也就是最凸起的地方就是胃經的走向。

- **按摩法**：可以沿著脛前肌由膝蓋往腳踝以虛掌或者拍打棒做拍打，拍打到發紅發熱即可。

- **功效**：拍打此段胃經能夠刺激足三里、上巨虛、條口、下巨虛、豐隆等穴，能夠改善腸胃功能，而豐隆是化痰穴，對於減重也有幫助。

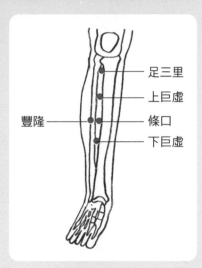

足三里
上巨虛
豐隆
條口
下巨虛

●辦公室肩頸放鬆拉筋法

辦公室坐久了，打電腦、接電話或是低頭翻閱資料，常會感覺肩膀與頸部僵硬，這時可以試試簡易拉筋動作，有助於打開胸口並放鬆肩頸。

Step 1 挺直上半身，雙腿平放地面坐好，將雙手在背後交握。

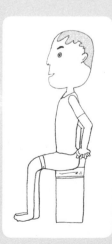

Step 2 將雙手向後伸直，停留3分鐘。身體較柔軟者，可將雙手交握上抬，加強拉筋強度。

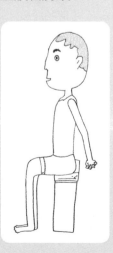

專欄 常見的中醫治療手法

按摩指壓

　　所謂的按摩是使用推、拿、按、摩、摸、端、提等等手法使緊繃的肌肉組織達到放鬆的效果。按摩不僅僅使用手掌手指，包括手臂、手肘都可以當作按摩的工具。按摩力道的大小以無痛或是輕微痠痛感為佳，並不是越痛效果越好。雖然目前按摩指壓非常盛行，但有些族群是不適合做按摩的，例如：未滿16歲的小孩、孕婦、老人家伴隨有心血管疾病或者骨質疏鬆症者，在按摩時要特別注意。有些按摩師在按摩同時會配合整脊一起操作，整脊屬於醫療行為，必須由合格的醫師或者治療師操作，坊間因為不當整脊出現的消費糾紛層出不窮，一定要特別注意。

刮痧

　　刮痧是用牛角板、木板或各種材質的刮痧板，順著體表經絡做一個壓刮的動作，刮痧必須使用適當的潤滑劑或刮痧油，否則會使皮膚擦傷。通常刮痧後皮膚會有發紅發熱或者皮下出血的情況，這些小紅點稱為「出痧」，尤其是痠痛不適部位這些「痧」特別多，中醫認為「不通則痛」，當氣滯血瘀阻塞經絡便造成疼痛，而刮痧可以達到去瘀血、生新血、暢通經絡的效果。

　　刮痧有分補瀉，輕刮為補、重刮為瀉；順經絡走向刮為補、逆經絡走向刮為瀉。因此不是刮得越用力出痧越多越好，身體虛弱的人輕輕的順經絡刮，感冒頭痛中暑屬於實證則可以重刮。刮痧也不是越常刮越有效，通常要等「痧」退去後再刮，給予身體生新復元的時間，才會達到治療的效果。

針灸

　　針灸的起源可以回溯到石器時代，當時的人類用磨尖的砭石來治病，之後又發展出經絡學。人體有十二經絡，加上任脈、督脈一共有十四條正經，總共有三百多個穴道，還有不在這些經絡上的穴道稱為經外奇穴，現代針灸是利用拋棄式不鏽鋼細針去刺激穴道，產生痠、麻、脹、痛的感覺稱為針感，針灸能夠治療的疾病非常廣泛，除了一般人所熟知的痠痛，因為經絡外連體表內通臟腑，還可以治療與臟腑關聯的內科疾病。

拔罐

　　拔罐是以罐為治療工具，利用火燒排去罐內空氣，使罐內產生負壓，吸附在體表，這稱為「火罐」；利用煮水法排除空氣，稱為「水罐」；利用儀器抽取罐內空氣稱為「氣罐」。目前常見火罐與氣罐。

　　拔罐的功效是造成表面充血，以及輕度血管破裂達到去瘀血、生新血、通經絡、止痛的功效。拔罐的手法有1. 火罐吸附之後馬上拔起，反覆操作幾次稱「閃罐」。2. 在皮膚表面塗潤滑劑讓罐子在皮膚來回推動，稱「滑罐」或「走罐」。3. 吸附後佇留在皮膚5-10分種，稱為「留罐」。

埋線

　　穴位埋線是近代發展出的治療方法，是將無菌的羊腸線植入人體之中，透過線體對穴位產生持續有效的刺激作用。由於身體的免疫細胞會將羊腸線分解，因此羊腸線並不會在體內殘留。早期的埋線用於治療慢性病例如腰痛、五十肩、頑固性疼痛，但後來發現埋入的羊腸線也誘發了脂肪細胞的反應，達到塑身的效果，因此大量用於減重塑身。但埋線並非人人適合：孕婦、感冒發燒、身體虛弱、蟹足腫體質、對羊腸線過敏者皆不適合埋線。

女性養生

「女性以血為先天」，女性養生最著重養血，
為什麼呢？因為女性每個月的月事都與血息息相關。
而與血最有關的臟腑就是肝、脾、腎，「肝藏血」、
「脾統血」，而腎則是與女性荷爾蒙息息相關，
也關係到女性卵巢、子宮的健康。

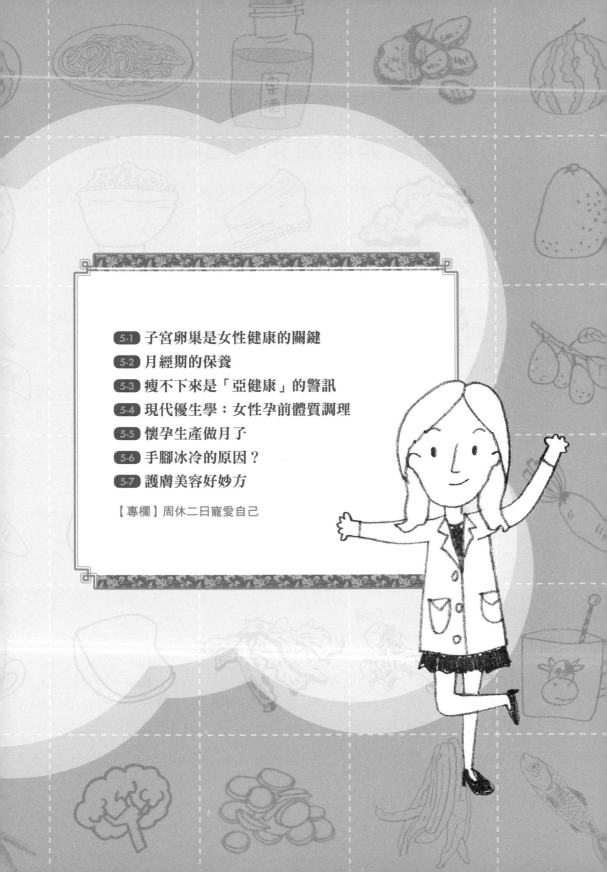

5-1　子宮卵巢是女性健康的關鍵

女性與男性在生理上最大的不同就是女性被賦予有孕育著下一帶的神聖使命。黃帝內經《素問・上古天真論》記載：「女子七歲，腎氣盛，齒更髮長。二七而天癸至，任脈通，太沖脈盛，月事以時下，故有子……」敘述的就是不同年齡女性的生理變化，當女孩子開始有月經之後，代表著她開始有生育能力了，而分泌女性荷爾蒙的卵巢以及週期性排血的子宮是女性的重要器官，更需要好好照顧。

●「天癸」影響女性的發育

古時候中醫病沒有「卵巢」這個器官的概念，而認為體內有一種精微物質稱「天癸」，調節女性的生長發育與生殖，以現代醫學的觀點「天癸」類似荷爾蒙類的物質，當腎氣充盛，則天癸影響女性的發育，因而月經來潮。由於天癸受到腎氣影響，因此許多月經疾病仍然會以調腎氣為主。

●子宮的功能：「藏」與「瀉」

子宮在古書中又稱「女子胞」、「血室」、「子處」等等，這些名稱同時也描述了子宮是一個藏血與孕育新生命的器官。子宮具有「藏」與「瀉」兩種功能，「藏」指的是子宮化生經血以及在懷孕期滋養新生命的功能；「瀉」指的是每個月月經定期來潮以及生產時的分娩功能。

●月經異常潛藏婦科疾病

當子宮卵巢功能健全，女性正常行經期應是來潮3～7天，每次週期為28±7天（大約21～35天），每次月經血量約35～80CC。良好的月經期不應該有月經痛、頭痛、腹瀉、血塊等等症狀。因此不論是週期太長或太短、經量過多或過少、痛經、腹瀉這些異常症狀都有可能潛藏婦科的疾病，有些甚至影響懷孕，因此女性朋友應該要好好愛惜自己，如果有月經異常的狀況應該盡早就醫！

常見子宮疾病及症狀

子宮內膜異位症

子宮內膜跑到其他的組織稱為子宮內膜異位症；內膜組織跑到子宮肌肉層稱為子宮腺肌症，或子宮腺肌瘤；內膜組織跑到卵巢稱為巧克力囊腫。子宮內膜異位症有可能造成痛經、經血量過多、腹脹、不孕症。

利用抽血及超音波可以檢查出來。可以用中藥搭配針灸治療。

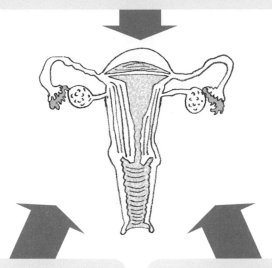

子宮肌瘤

是常見的婦科良性腫瘤，症狀會因為生長的位置不同而有不同的表現。最常見的症狀是：痛經、性交疼痛、月經量增加、骨盆腔慢性疼痛。如果肌瘤太大壓迫到膀胱，會有頻尿、解尿困難甚至可能腎臟積水，壓迫到腸道則會造成便祕，也有可能導致不孕症。

肌瘤可經由超音波檢出。可以用中藥搭配針灸治療。

多囊性卵巢

是卵巢功能異常導致荷爾蒙失調，男性荷爾蒙增加，女性荷爾蒙不足。通常會有月經週期不規律、月經量減少的問題，嚴重者會有閉經的情況。除此之外男性荷爾蒙過高容易造成痤瘡、體毛增加、膚色變深，部分有肥胖的表現，在生育期的女性較不易受孕。

可以利用抽血及超音波確診。中醫治療可用月經週期療法搭配針灸改善多囊性卵巢。如有肥胖情況者，必須控制體重，治療才能事半功倍。

5-2　月經期的保養

　　女性的月經一般以28天為週期，但不是每位女性都會是28天，因此以28±7也就是21～35天都是正常的月經週期，而月經來的時間以3～7天都是正常的範圍。其實月經期的保養並不是在月經來的那幾天，而是要整個月都好好呵護我們的身體！

● 月經前兩周：卵巢排卵後進入黃體期

　　這個時候黃體素增加會導致經前緊張症候群，症狀包括：經前水腫、便祕、情緒波動大，容易生氣或悲傷落淚。此時期體溫升高，中醫屬於由「陰轉陽」進入「陽長期」，以補陽為主，不宜冰冷。

1. 避免吃寒性食物：過食寒性食物會導致子宮變寒，影響子宮收縮排血，導致月經來時痛經加重或者有血塊、月經量減少甚至導致不孕等等，因此在月經前兩周到月經結束這一段期間，都應該避免食用冰品、冷飲以及其他寒性食物包括：西瓜、水梨、奇異果、火龍果、生菜等等。

2. 多吃高纖食物、減少高鹽食物：月經前因為黃體素上升，或導致水分囤積在體內產生經前水腫、經前頭痛；腸胃蠕動慢而有經前便祕，這個時候應該多吃五穀根莖類、胚芽米、高纖蔬果等幫助順暢排便；減少鹽分攝取例如醃漬類：泡菜、蜜餞以及重鹹的食物等避免水分囤積造成水腫。

3. 減少咖啡因攝取：很多女性朋友會以咖啡、茶等含咖啡因的飲料提神，但是咖啡因會導致焦慮等不安情緒加重，月經前應該減少攝取。

● 月經期間：子宮內膜剝落，進入月經期

　　此時期體溫降低，中醫屬於由「陽轉陰」，屬於身體的變化期，這個時期抵抗力弱，很容易感冒或有經前陰道感染的問題，敏感體質的人過敏、濕疹也很容易發生。

1. **避免酸食**：避免酸性食物，中醫觀念酸主收引，過食酸性食物會導致經血排出不順，例如醋、梅子、檸檬等都應少吃。

2. **注意保暖**：月經期間因為氣血虧虛，要注意保暖不要淋雨、吹風受寒；避免去游泳戲水。過去有「月經期不能洗頭」的說法，是為了避免受風寒，但是現在的生活條件與過去不同，只要洗完頭注意保暖且立即吹乾，月經期是可以洗頭的。

3. **避免房事**：中醫認為經期來時血室大開，應該以排血為主，如果行房會導致精與血留在子宮內，敗血不出導致小腹疼痛。以現代醫學衛生保健的觀點，月經期間陰道的保護力變弱，行房會增加感染機會，因此無論中西醫觀點都建議月經期最好不要行房。

4. **多吃幫助子宮收縮的食物**：月經期間可多吃一些幫助子宮收縮的食物，如麻油豬肝、麻油腰花等，有助於廢血排出。也可多喝一些暖子宮的茶飲，如桂圓紅棗茶、紅糖薑水，或紫米粥等。

● 月經後一周：子宮內膜增生，進入濾泡期

這個時候體溫仍在低溫期，中醫屬於入「陰長期」，應該以養陰為主。

1. **補養陰血**：月經排出後，血海空虛，這個時期是需要補血的時候，血屬於陰，此時宜補養陰血。可以多食紅鳳菜、紅棗、桂圓、黑白木耳、川七、秋葵等補陰血食物。

2. **避免辛辣油炸食物**：辛辣、油炸的食物多屬熱性食物，多吃會傷陰血，要避免食用麻辣鍋、咖哩、鹹酥雞、酒類食物。

3. **多吃高鈣、高鐵食物**：由於月經期流失了鈣、鐵等礦物質，在月經後應該適量補充富含鐵質的紅肉類如：牛肉、羊肉，深色蔬果如：葡萄乾、櫻桃、菠菜等。補充鈣質則有黑木耳、小魚乾、牛奶、大骨湯等食材。

月經週期要注意什麼

濾泡期

「陰長期」，這個時期是需要補血的時候，血屬於陰，此時宜補養陰血

黃體期

這個時期「陽長期」，以補陽為主，不宜冰冷。

基礎體溫

36.7

排卵
（陰轉陽）

| 1 | 低溫期 | 7 | 高溫期 |

補陰血食物
紅鳳菜、紅棗、桂圓、黑白木耳、川七、秋葵

紅肉類
牛肉、羊肉以及動物肝臟

深色蔬果
葡萄乾、櫻桃、菠菜

鈣質
黑木耳、小魚乾、大骨湯

高纖食物
五穀根莖類、胚芽米、高纖蔬果

辛辣油炸食物
麻辣鍋、咖哩、鹹酥雞、酒類

寒性食物
冰品、冷飲、西瓜、水梨、奇異果、火龍果、生菜等

高鹽食物
醃漬類、泡菜、蜜餞以及重鹹的食物

咖啡因
咖啡、茶

月經期

「陽轉陰」，這個時期抵抗力弱，很容易感冒或感染，過敏、濕疹也很容易發生。

21　　　　低溫期

幫助子宮收縮、暖子宮食物
麻油豬肝、麻油腰花、桂圓紅棗茶、紫米粥、紅糖薑水

酸性食物
醋、梅子、檸檬

寒性食物
冰品、冷飲、西瓜、水梨、奇異果、火龍果、生菜等

5-3　瘦不下來是「亞健康」的警訊

　　肥胖已經成為全球性的健康問題，世界衛生組織（WHO）已經在1997年定義肥胖是一種疾病，並宣布「肥胖症將成為全球首要的健康議題」。

● 吃太多，動太少，肥肉跟著來

　　肥胖的原因是什麼？有90％是所謂的單純性肥胖，也就是因為遺傳因素（家族體型多為肥胖）、心理行為（壓力大暴飲暴食）、生活型態不佳（熬夜、宵夜、重口味、多油炸）等原因所造成的肥胖。另外10％屬於繼發性肥胖，是指因為內分泌失調、腫瘤、基因異常等等各種疾病所導致的肥胖。簡單的說，九成的肥胖人口都是因為「吃得太多、動得太少」所造成的。

　　繼發性肥胖者，必須針對肥胖的病因做治療，常見如甲狀腺功能低下、多囊性卵巢等疾病，患者必須與醫師配合規律服藥並且搭配飲食控制，才能夠健康的瘦下來。一般單純性肥胖則要謹記「少吃、多動」的原則，理論上每消耗體內7700大卡的熱量，就能夠減少一公斤的體重。

● 代謝不良造成肥胖

　　但有些明明屬於單純性肥胖的人再怎麼少吃，還是很難瘦下來。這種人就屬於「亞健康」的人，雖然身體沒有大毛病，但在中醫觀點，這些人的臟腑功能出現問題，人體就像一台機器，對於肥胖者而言，體內多有痰濕、瘀血等不良代謝物，這些不良代謝物就像是淤泥阻塞在機器裡，使機器的轉速變慢了，功能變差了，這樣的人體自然容易肥胖。這個時候用中藥化痰去濕、活血化瘀，把阻塞在機器裡的淤泥清乾淨，臟腑功能恢復，就能順利的瘦下來。

● 穴位埋線減肥法

　　穴位埋線則是近年來蔚為風行的一種中醫塑身方式。傳統的針灸減重是針灸加上電療，每周必須施針2～3次，每次耗時30分鐘。而穴位埋線是改良自傳統針灸，結合穴位針灸及埋線專用的針具，將無菌的羊腸線透過針具送入特定穴位，用來刺激穴道經絡氣血，達到局部塑身的效果。穴位埋線每次施治大約10分鐘，7~10天施針一次即可，因為節省時間且效果顯著，漸漸取代傳統針灸減重。

● **飲食＋運動，保持不復胖**

　　但穴位埋線的功效僅僅在雕塑身形，對於局部脂肪組織肥厚者塑身效果明顯，但如果又要「塑身」又要「減重」的人，還是要搭配飲食控制才能減輕體重。要記得減重絕非一蹴可幾，在減重過程中同時學會正確的飲食習慣以及如何克服口腹之慾，才是減重成功且不復胖的關鍵。

身體質量指數BMI

身體質量指數（BMI, Body mass index）＝體重（公斤）÷身高（公尺）的平方

成人BMI的分級與標準

分級	BMI 指數
消瘦症	BMI ＜16
體重過輕	BMI ＜18.5
正常範圍	18.5 ≦ BMI ＜24（22最佳）
過重	24 ≦ BMI ＜27
輕度肥胖	27 ≦ BMI ＜30
中度肥胖	30 ≦ BMI ＜35
重度肥胖	BMI ≧35

5-4　現代優生學：女性孕前體質調理

　　目前來門診調理不孕的比例越來越高了，台灣地區七對夫妻中就有一對不孕。一部分的原因是男女越來越晚婚。另外一部分的原因則是因為環境污染以及生活壓力導致現代人體質不易受孕。

● 中醫調體質有助受孕

　　調理懷孕先要知道什麼是「不孕」，若夫妻同居未避孕一年以上而無懷孕者，稱為「原發性不孕症」，或曾有過生育，而間隔一年以上，不再受孕者，稱為「繼發性不孕症」。有些新婚夫妻或許因為求子心切，結婚不滿一年就憂心忡忡，很擔心自己不孕，「懷孕」這件事實在不應該操之過急，有時心理壓力也是不易受孕的原因之一。不孕症發生的原因有男女雙方的因素，因此在孕前中醫體質調理時，建議夫妻一起調理，可以大大提高受孕機率。

　　要有健康的寶寶，要先有健康的父母，因此在懷孕前3~6個月，妳應該要做到：1. 維持標準BMI；2.改善子宮寒體質；3.戒除不良生活習慣。

1. 維持標準BMI

　　根據研究，BMI 大於35的女性，受孕時間是一般人的兩倍，而BMI 小於19的女性，受孕時間則是一般人的四倍，由此可見，太胖太瘦都不易懷孕，維持正常體脂肪可以提高受孕機率。另外女性BMI指數越高，生出的寶寶身體脂肪比例越高，也就是胖媽媽容易生出胖寶寶，而胖寶寶未來發生高血壓、糖尿病、高血脂症、心血管疾病、腦中風的機率也比較高，影響小孩子終身的健康。

2. 子宮宜暖不宜寒

　　良好的子宮環境是成功受孕的要點，多飲冰冷會使女性的子宮變成「冷宮」，而出現手腳冰冷、月經不順、月經色暗、多血塊、下腹冷痛等症狀，屬於「子宮寒」體質，如果嚴重會造成月經延後、經量減少甚至無排卵等情況，造成受孕困難。改善「子宮寒」體質，平時應少吃生冷以及寒涼性的食物，而多補充吃溫熱性食物，若排卵功能不佳者也可以利用中藥來調理。

3. 戒除不良生活習慣

　　女性抽菸會增加不孕以及流產的機率，即使順利產下嬰兒可能有體重不足或者智能受損。每天喝兩杯紅酒的酒量，也會降低受孕機率。許多女性朋友早上一定要來上一杯咖啡才能提神醒腦，要注意每天攝取超過500mg咖啡因會提高不孕以及流產的機率。

子宮寒體質怎麼辦？

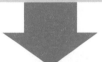

子宮寒

手腳冰冷、月經不順、月經色暗、
多血塊、下腹冷痛、不易受孕

宜	忌
多吃溫熱性食物，以中藥調理。	少吃生冷及寒涼性的食物，經期不要淋雨受涼。

5-5　懷孕生產坐月子

● 女人一生的三大關鑑期

女人的一生之中改變體質有三個時機：青春期、孕產期以及更年期這三個時期。尤其是懷孕期，因為女性子宮內孕育有新的生命，對母體來說會造成一種生理的壓力、包括子宮的脹大、內臟器官位移、下肢血循變差導致水腫、靜脈曲張等等症狀。懷孕期許多孕婦都會有體質改變的情況，多數是變燥熱。

健康的孕婦在懷孕期間為了避免影響胎兒，盡量避免不必要的中西藥。但是孕婦如果有妊娠不適例如：嚴重孕吐、妊娠水腫、妊娠癢疹、妊娠出血等狀況影響孕婦及胎兒的健康，則應在醫師處方下用藥。

● 調養身體的最好時機——坐月子

年輕女性如有痛經問題，老一輩的媽媽常常會說：「生完小孩就會好。」其實並不是「生小孩」會讓身體變好，而是坐月子的成效。為了體貼產婦的辛苦，我們的老祖宗發展出一套坐月子法，讓新手媽媽能利用坐月子這一段時間好好的調養身體。許多患者都曾說：「我生產前容易痛經、手腳冰冷，但是月子坐完之後就改善很多。」這就是有好好坐月子的成效，當然也有產婦月子期間不好好休息，導致產後頭痛、腰痠、經量減少等症狀出現。

● 坐月子的方法要隨時代更新

坐月子有些觀念是因為過去衛生條件差因而衍生出來，現代不一定適用。而隨著醫療的進步，過去沒有的剖腹產手術也成為生產的選擇之一，因此舊時代的坐月子法不完全適用於現代。根據自然產與剖腹產的不同，坐月子的方式會有差異。

自然產一般而言需坐月子30天，剖腹產因為需要較長的時間恢復，大約坐月子30～45天。自然產後可以服用生化湯，用中藥幫助子宮復舊，而剖腹產因為在手術時已經把胎盤及惡露清除，因此不需要再服中藥生化湯。不管是自然產還是剖腹產，在坐月子期間都絕對禁止飲食冰冷、觸碰冷水、情緒波動過大以及性生活。

● 坐月子的迷思

1. 不能喝水，只能喝米酒水？！

錯！產婦不能喝水而要喝米酒水，這並非中醫古籍的概念。有些古籍甚至提示產婦應該禁酒。若產婦攝取過量酒精，會使酒精經由血液到達母乳中，造成嬰兒嗜睡、感覺異常，甚至影響神經發育。因此產婦在月子期適量用酒在菜餚中調味即可。米酒水中也含有水分，喝水並不會比喝米酒水容易水腫。產婦要餵哺母乳，各種湯水茶飲都可以多多攝取。

2. 不能洗頭？！

錯！雖然過去流傳坐月子不可洗頭，但是現在生活環境已經與過去不同，適度清潔可以保護媽媽及寶寶的健康。但是產後第一周仍然是禁止洗頭，第二周起則可視個人身體狀況清洗，洗完後用大毛巾包裹頭部，並且立即在浴室用吹風機吹乾。而且一星期只能洗一次。但有極少數人是月經來時洗頭，月經就會終止，這種體質的人月子期間就不建議洗頭。

3. 不能抱小孩？

錯！古籍有「產後七日內毋行走以傷筋骨」的說法，意思是產後宜多休養，避免過度活動。自然產時體內分泌的催產素會使韌帶鬆弛，使得交骨（恥骨聯合）易開有助生產。但身體其他部分的韌帶也會比較鬆弛，所以很多產婦抱小孩抱太多，又施力不當，會造成韌帶發炎，所以不是不能抱小孩，而是適當即可。

4. 不能外出？

不一定！過去的人認為產婦不能吹風，是怕月子期吹風受涼引發感冒，稱為「月內風」，因此新產之後應在家中多休息，避免外出。但如果真的要外出，則應注意保暖，天冷尤其要戴帽子，以免頭部受寒。

5. 不能吃青菜、水果、鹽？

錯！水果、青菜多為寒涼性質，但完全不吃絕對是錯誤的觀念。青菜只要炒熟煮熟之後吃，可以改變性味，所以不必忌口。尤其產婦食用的補品很多都屬溫熱性質，少量水果可以中和溫熱之性，應適量食用。產婦吃太鹹會水腫，用鹽調味適量即可。

6. 一定要綁束腹帶？

對！束腹帶有助子宮復舊，避免骨盆擴大，產後便可使用。

5-6 手腳冰冷的原因？

● 寒性體質最常見

不少女性都有手腳冰冷的問題，一到了冬天，更是成為不折不扣的冰棒美人。提到手腳冰冷大家第一個就會想到是——「冷底」也就是寒性體質，但是根據中醫觀點，寒性體質並非造成手腳冰冷的唯一原因，寒性體質所造成的手腳冰冷是大約占90%以上，另外10%則是因為熱性體質但是「內熱外寒」或者「氣滯不通」，導致陽氣無法通達到肢體末梢，因此造成手腳冰冷。

● 熱性體質也會手腳冰冷

我們之前有談過體質的分型，寒性體質的人體內陽氣不足，中醫稱為「陽虛」，陽虛則生內寒，因此會有怕冷、手腳冰冷等等的寒性症狀。那麼熱性體質不就應該怕熱手腳發熱嗎？為什麼反而手腳冰冷？熱性體質如果熱鬱於體內，無法通達到四肢，也會有「內熱外寒」四肢冰冷的情況。而氣滯不通是指循環在人體的陽氣是充足的，但是受到阻礙因而無法通達到肢體末梢時，也會出現手腳冰冷的情況！

● 溫性食物補陽氣

手腳冰冷應該怎麼辦呢？中醫的治療方式是「寒者熱之、熱者寒之」，寒性體質的人應該要減少食用冰品、冷飲以及寒性食物，而增加溫熱性食物的攝取，可以多吃牛肉、羊肉、鹿肉、雞肉、鱔魚、韭菜、核桃、荔枝、龍眼、榴槤等溫性食材，平常烹調時可以選擇一些辛溫的佐料例如：大蒜、乾薑、薑黃、胡椒、小茴香、孜然、肉桂等等，這些食物能夠補充身體的陽氣，改善手腳冰冷。

如果是「內熱外寒」或者「氣滯不通」型的手腳冰冷，因為這兩種體質比較少見而且一般民眾無法辨別形成的原因，因此還是需要找專業醫師診斷及治療。

● 手腳冰冷的養生茶飲

桂枝薑棗茶

- ●**材料**：桂枝3錢、乾薑3錢、紅棗5顆、黑糖適量、水600CC
- ●**作法**：將桂枝、乾薑、紅棗放進600CC滾水，以小火共煮15分鐘，最後加入黑糖調味，待溫度適口後飲用。
- ●**功效**：溫中散寒，改善手腳冰冷。

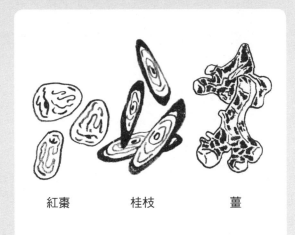

紅棗　　　　桂枝　　　　薑

● 四厥

手腳冰冷在中醫稱為「厥」，在《傷寒論》中有四厥之說。

熱厥

內熱外寒，或者發燒時反而出現手腳冰冷。可用清熱、通便的方法治療。

寒厥

本身的正氣不足，陽氣無法溫煦到四肢末梢，因而產生手腳冰冷。常用當歸、黃耆、桂枝等中藥調養。

蚘厥

因為腸道寄生蟲導致營養不良產生的手腳冰冷，一般消化吸收差的人，營養不良，也會手腳冰冷。

痰厥

痰是體內不良的代謝物質。當痰濁阻塞身體內的氣機不通暢，也會有手腳冰冷的狀況。

5-7　護膚美容好妙方

　　女性朋友總是希望自己能夠擁有吹彈可破的皮膚，因此特別注重皮膚的保養，尤其近年來吹起植物性保養的風潮，包括具有抗老功效的人參、靈芝，具有美白功效的薏仁、白芷都是漢方藥材，成為保養的明星商品。

● 外用內服皆可的珍珠粉

　　還有一個漢方保養品一直不退流行——珍珠粉。相傳慈禧太后也是珍珠粉的愛用者，她每天都會喝上一杯含有珍珠粉的茶飲，因此即便年老時她的皮膚依然光滑細緻。《本草備要》中有記載珍珠粉「收口生肌，塗面好顏色」，研究發現珍珠粉含有微量的細胞生長因子，有利於修復上皮細胞，因此具有「收口生肌」的功效，可以治療不易癒合的瘡瘍、潰爛。

● 富含鈣質及微量元素

　　內服珍珠粉可補充鋅、鐵、鍺、銅、鈉、鈷等多種微量元素，以及皮膚再生所需要的必需胺基酸以及珍珠蛋白。珍珠粉含有豐富的鈣質，是良好的天然鈣質的補充來源。中醫書籍中還記載珍珠粉具有「化痰、寧神、定驚」作用，可以幫助睡眠，因此服用珍珠粉的最佳時機是睡前空腹時服用，嬰孩如果有容易受驚嚇、夜間哭鬧的問題也可以服用。

　　許多孕婦要讓小寶貝皮膚水嫩嫩會在孕期服用珍珠粉，但必須要注意的是，珍珠「味鹹寒性降墜」有收縮子宮的功效，孕婦要服用應在懷孕6個月以後再開始服用。孕婦如果有妊娠出血、先兆流產、前置胎盤、胎動不安、早期子宮收縮者，最好不要服用。

● 讓肌膚白裡透紅的紅棗水

　　還有一個簡單的保養妙方——紅棗水。準備一個保溫水壺放入800CC的滾水，再將去籽的可生食紅棗12顆放進保溫杯中靜置一夜，隔天早上起床就有好喝的紅棗水了。紅棗具有養血補血的功效，現代藥理研究具有抗氧化、去除自由基的功效，因此能夠養顏美容，使女性的氣色白裡透紅，使妳不化妝就能擁有自然的蘋果光。

●漢方美容聖品

珍珠粉

「收口生肌，塗面好顏色」，外用幫助傷口修復，所含的珍珠蛋白具有保濕、抗氧化、抗敏等作用。

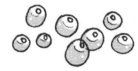

人參

多種人參皂苷具有抗氧化、抗自由基，延緩皮膚老化，增加細胞再生能力。

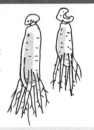

靈芝

「堅筋骨、好顏色」，外用具有保濕、抗氧化等功效，有助於緊實肌膚。

當歸

「澤皮膚、養血生肌」，當歸具有活血化瘀，改善血液循環，淡化黑色素的功效。當歸具有光敏感性，因此外用當歸保養品要注意防曬。

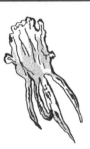

玫瑰花

天然香味具有紓壓功效，玫瑰萃取物具有保濕、鎮定、舒緩、抗發炎的功效，特別適合熟齡、乾燥及敏感性肌膚，良好保濕效果有助於改善膚色黯沉。

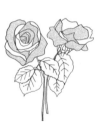

薏仁

具有較強的代謝角質以及消炎的功效，能抑制色素沉著，達到美白淡斑的功效。

白芷

中醫皮膚外傷、濕疹、痘瘡的常用藥，現代藥理發現白芷能阻斷酪氨酸酶，抑制黑色素形成，具有良好的美白淡斑功效。

專欄 周休二日寵愛自己

　　周休二日，一定要好好放鬆自己，每到秋冬我就很喜歡去泡湯來達到全身舒緩的效果，如果周休假期不喜歡去人擠人，女性朋友也可以在家泡澡，來改善血液循環，提高新陳代謝，改善黯沉膚色！平日女性朋友多很注重「面子」的保養，假日泡澡前可以先做個全身的美白去角質，讓自己在新的一周能容光煥發!

身體美白去角質

- **材料**：薏仁粉50公克、綠豆粉50公克
- **使用方式**：將薏仁粉、綠豆粉以1：1的比例，取適量加水調勻。敷在欲去角質的皮膚上約10～15分鐘後，以沾水的天然海綿輕輕將皮膚擦拭乾淨。
- **功效**：去角質、美白皮膚。薏仁中含有酵素，可軟化皮膚角質，使皮膚光滑，減少皺紋，消除色素斑點，因此是美白常用中藥。綠豆粉則具有消炎解毒的功效，因此能鎮定、清潔肌膚，去角質效果比薏仁更好。
- **注意事項**：身體去角質以一周兩次為主，薏仁粉與綠豆粉很溫和，一般體質皆可使用。

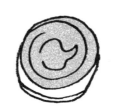
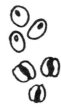

溫熱的水藥滲透進入皮膚、傳導到穴位，直接進入經絡、血脈，分布全身發揮治療作用。藥浴具有：發汗、活血、通絡、美容、祛病、延年等功效。一般而言藥浴20分鐘可以代謝200卡的熱量，因此藥浴可以說是養生塑身的好方法。

美體藥浴

- **材料**：荷葉1兩、玉米鬚1兩、黃菊花5錢、葡萄柚皮1粒
- **作法**：
  1. 藥材用紗布包好，以棉繩固定封口。
  2. 準備2000CC的水，煮滾後放入藥材包，蓋上鍋蓋，煮沸15分鐘後關火，再燜10分鐘後，取藥汁。
  3. 浴缸準備入1/2溫熱水，將藥汁倒入，葡萄柚皮刨片撒於水面，維持水溫在40～42度，浸泡10分鐘後，休息5分鐘補充水分後，再繼續浸泡10分鐘，一共兩次。
- **功效**：美體藥浴能促進代謝，美膚排水，增強皮膚抵抗力。荷葉含維生素C，外用能夠潤澤、美化皮膚。荷葉與玉米鬚都有促進血液循環，具有消水腫的功效。菊花具有抗菌的功效。葡萄柚的果皮含精油，有助於淋巴循環，代謝脂肪。葡萄柚香氣有抑制食慾功效。

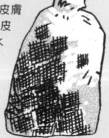

- **注意事項**：有皮膚外傷或是皮膚疾病的人，藥浴需經過醫師處方。

男性養生

「女性以血為先天、男性以腎為先天」，

女性保養注重補血，男性保養注重補腎。

多數男性都是家中的經濟支柱，

但男性朋友卻經常輕忽身體的健康已經亮起紅燈。

為了最愛的家人打拼之時，也要多愛惜自己，

除了補腎之外，調肝、補氣也是男性養生的一大重點。

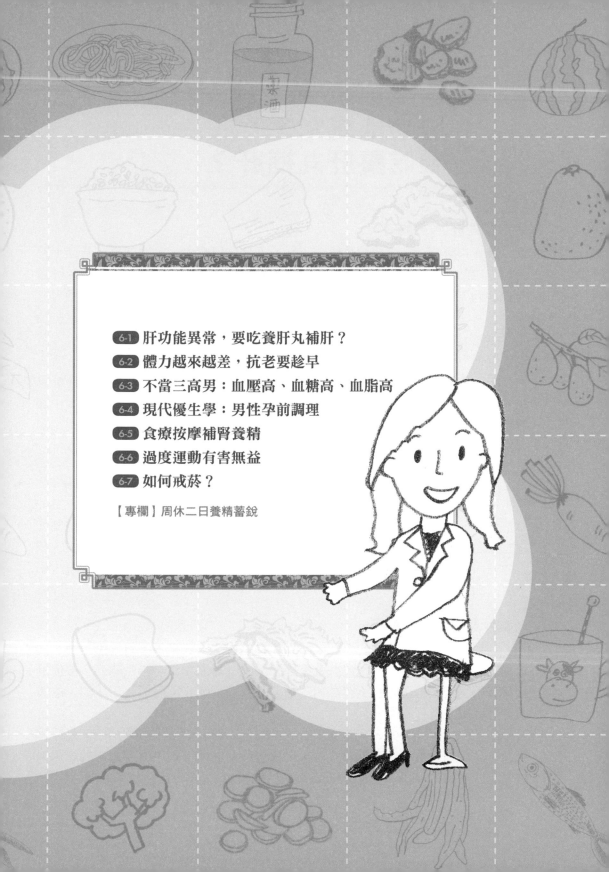

6-1 肝功能異常，要吃養肝丸補肝？

● 中醫的肝 ≠ 肝臟

　　有一句廣告詞是這樣的「肝若不好，人生是黑白的」，雖然是一句簡單且朗朗上口的台詞，確實也點出了肝對於人體的重要性。在西醫生理學上，肝臟的功能包括製造體內重要物質包括膽汁、膽紅素、抗凝血因子以及血漿蛋白等。它同時有代謝廢物以及毒物等解毒的作用，也是儲存血液的器官。這些功能與中醫的「肝藏血」、「肝主疏泄」的觀念相似。

　　但是中醫所指的肝除了肝臟外，還賦予了其他與情緒相關的功能，肝所主的情志在五行中屬於「怒」，所以我們常說肝氣不順或者肝火旺的人，性情急躁容易生氣動怒。因此中醫所談的肝與西醫的肝臟病不完全相同，所以當中醫把脈說肝有問題，不必直接聯想到「肝臟有問題」或者「肝發炎」。

● 小心，肝指數過高！

　　而最近很流行的「爆肝」一詞，是指肝指數過高，肝指數是GOT與GPT，兩者的正常值一般而言應低於40單位以下，常見有些人肝指數偏高，但在100單位以下，同時伴有肥胖問題，經常是因為「脂肪肝」作祟，稍做體重控制肝指數就可以恢復正常。但是如果肝指數偏高又出現發燒、疲倦、胃口不佳、噁心嘔吐、腹部不適甚至小便變成茶色尿，就要注意這是急性肝發炎的表現，一定要立即就醫。

● 養肝丸不能隨便亂吃

　　我們已經釐清，中醫的「肝」並不等於西醫的「肝臟」。但是還是會有民眾認為「肝功能異常，要吃養肝丸來補肝」。肝功能異常多指數偏高，屬於肝臟發炎的情況，這個時候不應該用「補」的方式治療，反而需要用「瀉」的方式降低肝臟發炎。

　　市售的養肝丸配方大有不同，有的功效是「降肝火」，有的功效卻是「補肝血」，但是一樣稱做「養肝丸」，民眾無法從名稱辨別，自行服用的結果，護肝不成反而「害肝」，因此想要護肝，還是應該請醫師處方中藥最安心！

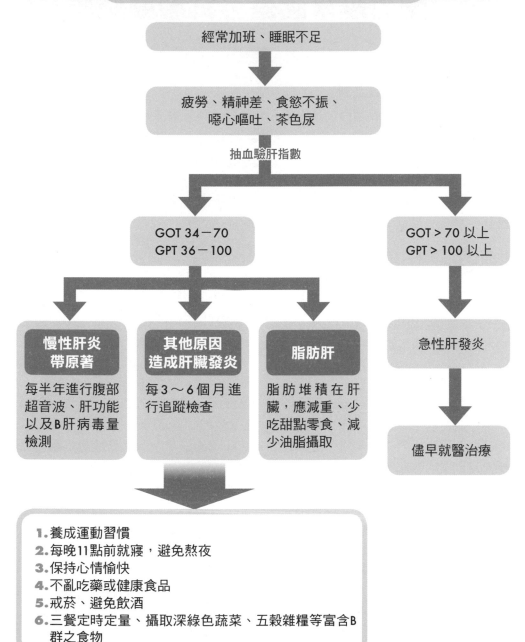

保護肝臟這樣做

經常加班、睡眠不足

疲勞、精神差、食慾不振、噁心嘔吐、茶色尿

抽血驗肝指數

GOT 34－70
GPT 36－100

GOT > 70 以上
GPT > 100 以上

慢性肝炎帶原著

每半年進行腹部超音波、肝功能以及B肝病毒量檢測

其他原因造成肝臟發炎

每3～6個月進行追蹤檢查

脂肪肝

脂肪堆積在肝臟，應減重、少吃甜點零食、減少油脂攝取

急性肝發炎

儘早就醫治療

1. 養成運動習慣
2. 每晚11點前就寢，避免熬夜
3. 保持心情愉快
4. 不亂吃藥或健康食品
5. 戒菸、避免飲酒
6. 三餐定時定量、攝取深綠色蔬菜、五穀雜糧等富含B群之食物

6-2 體力越來越差，抗老要趁早

● 「早衰」症狀開始上身

很多男性朋友應該都有這種困擾，覺得體力大不如前，年輕時打球運動一兩個小時都不會累，現在稍微跑一下就氣喘如牛。經常熬夜加班導致睡眠不足，白天要靠好幾杯咖啡來提神，回家一坐下看電視卻又打瞌睡。這種本應屬於「老人」的症狀一一上身，雖然說男生跟女生一樣，在25歲體能達到巔峰，之後就只能往下走，但是不好好保養身體，年紀輕輕就提早衰老的男性朋友為數還不少。

● 男性容易輕忽自我照顧

根據統計，男性使用醫療資源的比例比女性低很多，其實並不是男性比較強壯不容易生病，而是男性對於自我照顧比較輕忽，一點小毛病並不會去就醫，一定要等到很不舒服的時候才會想要看醫生。相對的女性比較注重自身與家人的健康，常常有許多男性朋友是被太太或女朋友逼著才來就診。

● 氣虛造成體力差

體力越來越差，中醫認為主要的原因是氣虛，氣虛的人會有「倦怠、懶言（不想說話）、動則汗出、語音無力」等等症狀，身體氣的來源有水穀之氣（吃進食物產生的氣）與胸中之氣（呼吸入肺部的氣），氣為什麼會「虛」？多是因為缺乏運動、偏食，還有睡眠品質不佳所造成的。

因此經常運動、練習吐納能夠補充胸中之氣，而食用人參、西洋參、黃耆、黨參等補氣的中藥材，以及糙米、全麥、五穀根莖類，可以藉由水穀之氣改善氣虛的症狀。而睡眠品質不佳者，則應該找出原因並且改善睡眠品質。

● 小心「睡眠呼吸中止症」

為什麼睡眠品質不佳也會造成氣虛呢？有一個呼吸與睡眠有關的疾病叫做「睡眠呼吸中止症」，好發於男性朋友以及肥胖者族群，「睡眠呼吸中止症」是指在睡覺時會出現「習慣性打呼、呼聲中斷、睡眠中時常驚醒」等症狀，因為呼吸中止導致睡眠時血中氧氣濃度下降，腦部無法獲得足夠的氧氣，白天會

頭痛、嗜睡、精神不濟影響工作效率，甚至有些人開車開到睡著造成車禍等意外。

　　氣虛而兼有「睡眠呼吸中止症」的人，利用補氣的方式可以改善睡眠呼吸中止症的症狀；而肥胖者減重則會改善睡眠呼吸中止症的症狀。有「睡眠呼吸中止症」這種疑慮一定要及早就醫，很多大醫院都有睡眠中心提供檢測的服務，打呼、睡不好雖然只是小毛病，但是「睡眠呼吸中止症」卻會增加心血管疾病甚至猝死的機率，絕對不可輕忽！

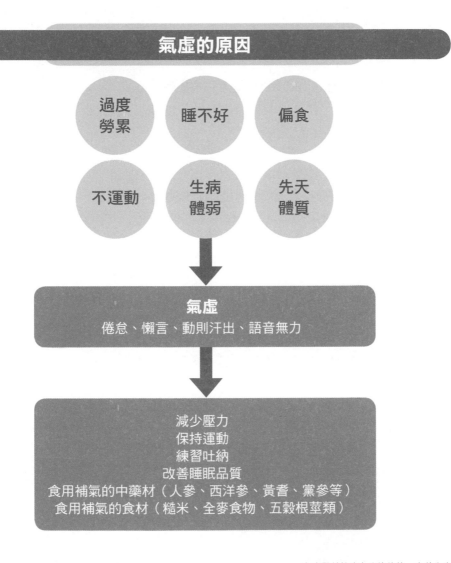

6-3　不當三高男：血壓高、血糖高、血脂高

● 肥胖是三高的元兇

　　三高男原木是指「學歷高」、「收入高」、「身長高」的男性朋友，但是近來出現了另外一個族群的三高男：「血壓高」、「血糖高」、「血脂高」，這個三高族群就不是人人稱羨了，血壓、血糖、血脂過高，往往對應心血管疾病與腦中風等疾病的發生機率大大提高，而這「三高」通常和肥胖有關。

● 改善飲食及作息，降低心血管疾病風險

　　研究報告指出，藉由改善飲食以及生活方式，可以減少25%心臟病、50%糖尿病以及80%肥胖症的發生機率。

　　曾經有一位重達100多公斤的年輕爸爸來門診減重，每次看診都帶著妻子與三歲的兒子，除了體重過重，他還有高血壓、高血脂、高尿酸等問題，不時痛風發作對他而言苦不堪言，有一回他對我說：「醫生，妳看我兒子還這麼小，我希望能健健康康的陪著他長大，我全身上下一堆問題，說真的，真的會怕！」會怕的人才是真的有覺悟，當然，這位年輕爸爸最後當然成功減重，甩掉20公斤肥肉，血壓、血脂肪也恢復正常。

● 中藥也可治療三高

　　要擺脫三高，中醫有沒有好方法呢？中藥確實有許多藥材可以使用，例如降血壓有天麻、鉤藤、杜仲、丹參等藥材，降血糖有：蒼朮、玄參、山藥、綠豆衣等藥材，降血脂有：山楂、荷葉、決明子、澤瀉等藥材，針灸也有穴道是可以幫助降血壓、降血糖，但是這些藥材與針灸治療都是救急，而真正維持健康還是要從健康飲食與規律作息做起。

　　如果你已經是三高族群了，甚至需要服用西藥來控制血糖或者血脂肪，也可以靠健康的生活方式讓血壓、血糖、血脂肪恢復正常，甚至可以在醫師的評估之下減少西藥的使用，狀況好的甚至可以完全恢復健康不再服藥。請記得醫師是負責治病的，自己的健康要由自己負責。

用飲食控制高血壓的方式：得舒飲食

得舒飲食DASH是什麼？

- 唯一正式納入美國最新高血壓教育計畫手冊，經科學及臨床試驗證實，能有效降低血壓的飲食治療方法。
- 利用多吃高鉀、高鎂、高鈣、高膳食纖維、高不飽和脂肪酸食物，減少飽和脂肪酸食物的攝取，加上多種營養素的搭配，來達到降血壓的目的。

飲食特色	建議食物	預防疾病
高鉀	蔬菜、水果、牛奶	腦中風
高鎂	蔬菜、水果、全穀類	糖尿病
高鈣	牛奶、豆腐、深綠色蔬菜、小魚乾	骨質疏鬆
高膳食纖維	蔬菜、水果、全穀類	大腸直腸癌
低飽和脂肪酸和膽固醇	魚肉、堅果	冠狀動脈心臟病

每天得舒飲食法

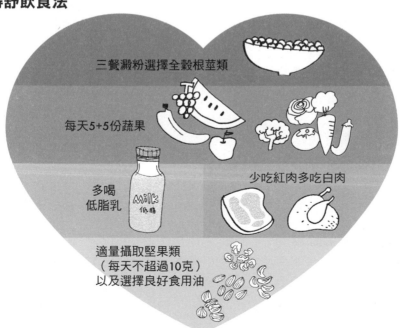

三餐澱粉選擇全穀根莖類

每天5+5份蔬果

多喝低脂乳

少吃紅肉多吃白肉

適量攝取堅果類
（每天不超過10克）
以及選擇良好食用油

6-4　現代優生學：男性孕前調理

　　為了培育優良的下一代，孕前調理也非常重要。由於現代人的生活環境複雜，有很多因子包括環境、生活壓力等都會造成男性精蟲數量與活動度降低。要預備懷孕前除了要做健康檢查針對不同健康狀況進行治療，在預計懷孕前的三到六個月，男女雙方都應該先做孕前體質調理。

● 男性也應該戒菸

　　大家都知道孕婦吸菸會對胎兒造成影響，但是女性孕前無論是自己吸菸還是吸到「二手菸」都會降低受孕的機率，而吸菸一樣會影響精蟲品質。因此年輕夫妻在計畫懷孕前半年無論男女都要開始戒菸。

● 多食用含鋅的食物

　　人體在25歲之後開始走下坡，包括男性精液的品質與數量，多補充含鋅的食物有助於提高男性精液的質量，許多海鮮都富含鋅，包括蠔、蝦、蟹、魚、貝類等，其他食物如牛肉、紫菜、芝麻、花生、黃豆以及豆製品都是良好的來源。

● 不僅補腎，而是全面性調理

　　「男性以腎為先天」，很多人就會誤以為男性孕前調理只著重於調「腎」，中醫的五行之中，有所謂的相生相剋，而「金生水，肺為腎之母，水生木，肝為腎之子，母不強則子弱，子弱則母受損」。所以，要固腎，還需照顧好腎之母也就是「肺」，以及腎之子也就是「肝」，男性如果有「肺」的呼吸道疾病例如：過敏性鼻炎、氣喘等疾病也應該在孕前一併調理，而「肝」如果出現「肝氣鬱結」的情緒壓力或者「肝血」的問題，也容易影響受孕。

● 中藥提升精蟲活動度

　　有越來越多的研究報告指出，含有黃耆、升麻、柴胡、當歸、菟絲子、覆盆子、五味子等中藥複方能夠提高精蟲的活動度，因此精蟲活動度較低者，可以搭配中藥做孕前體質調整。

● 預防男性不孕之注意事項

1. **改善精神狀態**：生活壓力太大，或工作太忙碌，常常會造成性慾低下，甚至性功能出問題。

2. **調整作息**：避免熬夜，最好每晚11點以前上床睡覺。

3. **固定運動**：維持適當的運動習慣，避免長期持續性激烈運動。

4. **改變飲食**：戒菸，減少喝酒，少吃高卡洛里食物。

5. **避免有害行為**：盡量不要穿緊身褲，減少浸泡熱水澡及三溫暖。

6. **避開危險環境**：避免長期曝露在高溫、放射線、電磁輻射、化學工業之環境。

7. **小心藥物影響**：鎮靜安眠藥、化療藥、抗高血壓藥、抗憂鬱、治療痛風等藥物，都會影響生殖能力。

● 助孕藥膳：三子烏雞湯

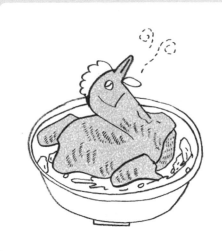

- **材料**：當歸3錢、枸杞子1兩、覆盆子2錢、韭菜子2錢、烏骨雞1隻（3斤）、生薑3片、米酒、鹽適量。

- **作法**：將1000CC水煮滾後加入藥材，小火煮30分鐘，取出藥汁。烏骨雞川燙後入電鍋，加入藥汁及生薑，再加入少量水以蓋過雞肉為度。雞肉煮熟後加入鹽及酒調味即可。

- **功效**：補骨助陽、養血益精。適合男性、性功能下降、不孕或欲求子者。

6-5　食療按摩補腎養精

● 男人最怕聽到「腎虧」

　　一提到中醫的「腎」，很多人都會直接聯想到男性的性功能，之前有提過「腎」的功能包含生長、發育、生殖等，也與記憶力有關。「腎」又分為「腎陰」與「腎陽」，「腎陽」直接與性荷爾蒙相關，一般人所說的「腎虧」、「敗腎」是民間用語，中醫稱之為「腎陽虛」。

　　「陽虛」則生內寒，因此腎陽虛會導致身體功能嚴重失調、性荷爾蒙的分泌異常、性慾低落，男性會出現性功能障礙、女性容易出現月經異常，嚴重者男女都會有不孕等問題。

　　所以無論男女都需要好好的固腎。要養精補腎可以用一些簡單的食材與按摩，達到長期保養的效果。

● 韭菜能振陽氣

　　韭菜味辛鹹，性溫，中醫認為韭菜具有溫中行氣、補虛益陽、化瘀解毒的功效，又韭菜籽有補肝腎，暖腰膝，壯陽，固精功效最佳。又因韭菜的生長速度快，「剪而復生，久而不乏，長生不衰」因此有「長生草」的稱號，又因能振奮陽氣，所以又稱「起陽草」、「壯陽草」，不單只有男性，女性朋友只要有腎陽虛衰的狀況皆宜食用。

● 核桃可強腰護膝

　　又稱胡桃肉，性味甘溫，具有補腎益精，溫肺定喘，潤腸通便的功效。腎虛者經常腰痠腳弱，不耐久行，核桃有助腎陽、強腰膝的功效，是補腎強骨的好食材。核桃含有維生素E等抗氧化成分以及良好的滋養效果，因此也稱「長壽果」。核桃上治虛寒喘嗽，下治腰腳虛痛，此外，又有些氣喘病的患者屬於腎虛型，也可以適量服用。核桃所含的種籽油，對於老人虛性便祕以及習慣性便祕也有改善的效果。

● 栗子為骨之果

　　栗子在五果之中屬水，為骨之果，性味鹹溫能夠厚腸胃、補骨氣、治療腰瘺腳弱。栗子所含的營養價值高，除了蛋白質、不飽和脂肪酸之外還有胡蘿蔔素、鈣、鐵、鉀等微量元素，能預防高血壓、動脈硬化，也是補骨抗老，延年益壽的好食材。

● 按摩湧泉穴，有助固腎安神

　　湧泉穴是腎經的第一個穴位，顧名思義，湧泉穴代表腎精的經氣由下而上，如湧出的泉水，因此稱為湧泉穴。湧泉穴位在第二、第三腳趾縫與腳跟的連線上，將連線分為三等分，湧泉穴在前1/3與後2/3的交界處，或者將五隻腳趾頭彎曲，腳心有一個最凹陷的地方就是湧泉穴。想達到養精補腎的功效可以每日做腳底湧泉穴的刺激與按摩，不妨買兩顆高爾夫球，每天踩在腳下反覆滾動以刺激湧泉穴，使腎經經氣充盈通暢。

● 湧泉穴按摩法

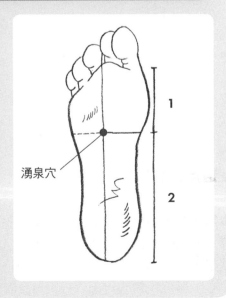

- **位置**：第二、第三腳趾縫與腳跟的連線上，將連線分為三等分，湧泉穴在前1/3與後2/3的交界處。
- **按摩方式**：以手指或按摩棒按壓，每次施力維持3〜5秒，反覆按壓10次，早晚各按摩一次。也可以買兩顆高爾夫球，每天踩在腳下反覆滾動，達到刺激按摩之效。
- **功效**：湧泉穴是腎經的第一個穴位。湧泉穴代表腎精的經氣由下而上，如湧出的泉水，按摩此穴可以達到養精補腎的功效。

湧泉穴

1

2

6-6 過度運動有害無益

很多人平日忙碌沒有時間運動，但是又很想運動，因此一到假日就狂上健身房猛做肌力訓練，或者一放假就瘋狂的去騎腳踏車，等到周休假日結束之後，全身因為過度運動乳酸堆積造成腰痠背痛，反而上班日精神不濟。

● 過度運動會縮短壽命

有一句話說「過猶不及」，運動雖然可以鍛鍊心肺、強壯健身，但是過度運動卻是會傷身甚至縮短壽命，曾經有保險公司針對六千名已故運動員做資料統計，發現運動員的平均壽命只有五十歲。西方醫學家認為過度運動會使體內器官缺血，可能導致大腦早衰、內分泌失調甚至影響免疫系統。尤其像短跑這種短時間需要消耗大量肌耐力的運動最不利健康。

運動雖然可以帶給身體許多好處，一旦運動強度超過了身體的耐受度，反而會弊多於利。加拿大多倫多大學的研究人員發現，密集且高強度的有氧運動（每周5次以上，每次40分鐘以上），反而會讓免疫力下降。

● 小心「氣虛」症狀上身

過度運動會出現哪些症狀呢？疲勞倦怠、精神沮喪、食慾不振、睡臥不安、經常感冒小病不斷、身體持續大量出汗，在中醫來講這是「氣虛」的症狀。總是在周末大量運動的人注意了，如果有這些症狀出現，你可能運動過頭了。

● 選擇和緩的有氧運動

對於不常運動的男性朋友一開始不要選擇像爬山、騎飛輪、拳擊有氧、跑步等激烈的運動，可以先選擇和緩的有氧運動，如快走、騎自行車（平路）等等，運動的時間也不要太長，以自己體力可以承受的範圍為準。或者可以用仰臥起坐、瑜伽、皮拉提斯等運動強化腰腹臀部的核心肌群，這些肌肉位於身體中心，靠近中醫的丹田。丹田是身體元氣的來源，所以訓練核心肌群，不僅可以修飾腰腹線條還有鍛鍊丹田、提升元氣的功效。

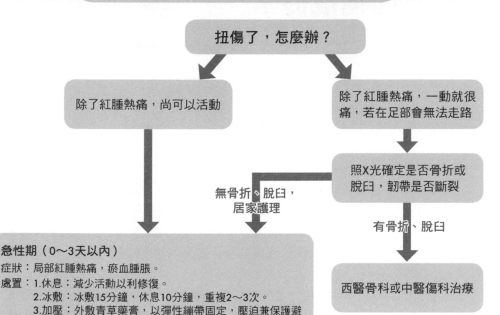

運動傷害的處理

扭傷了，怎麼辦？

除了紅腫熱痛，尚可以活動

除了紅腫熱痛，一動就很痛，若在足部會無法走路

照X光確定是否骨折或脫臼，韌帶是否斷裂

無骨折、脫臼，居家護理

有骨折、脫臼

西醫骨科或中醫傷科治療

急性期（0～3天以內）
症狀：局部紅腫熱痛，瘀血腫脹。
處置：1.休息：減少活動以利修復。
　　　2.冰敷：冰敷15分鐘，休息10分鐘，重複2～3次。
　　　3.加壓：外敷青草藥膏，以彈性繃帶固定，壓迫兼保護避免再次扭傷。
　　　4.抬高：抬高患部，改善回流減少腫脹。
禁忌：切勿任意推拿、按揉患部，不可喝酒。

亞急性期（3～6天之間）
症狀：內出血已停止，局部腫脹疼痛。
處置：依狀況可能以冰敷、熱敷或不做處置。
　　　可施以針灸或推拿，但手法要輕柔，不可過度推拿。
禁忌：禁服冰品、酒類。

慢性期（第5～7日以後）

症狀：局部腫脹消退，疼痛漸減但仍然有痠痛。
處置：每日二次，以中藥藥洗熱敷20～30分鐘。
　　　可施以針灸或推拿，若久不癒可配合拔火罐治療。加速血液循環，促進新陳代謝。
禁忌：禁服冰品、冷飲。

6-7　如何戒菸？

「戒菸有什麼難？我已經戒了100次了！」

相信這是許多老菸槍會拿來調侃自己的笑話，確實，對於許多菸不離手的癮君子而言，戒菸不是一件容易的事。

● 成功戒菸靠強大動力

A先生是一位成功的商務人士，有美滿家庭與一對兒女，A先生因為工作應酬加上壓力大經常菸不離手。有一天他發現正值青春期的兒子居然在抽菸，他生氣的質問兒子：「你為什麼要抽菸？」兒子回答：「爸爸你還不是也在抽菸。」「為了當我兒子的榜樣，我從那一天起就不再碰菸了。」A先生這樣跟我說。

戒菸的原因有很多，有人為了健康、有人為了省錢（因為香菸漲價太多），也有人為了心愛的家人。能不能戒菸成功，我想「決心」是關鍵。能夠有一個很強大的戒菸動力，絕對是成功戒菸的首要條件。

● 吸菸百害無一利

中醫認為「菸」是一種有毒物質，長期吸菸會導致肺氣受損，經常胸悶、咳嗽、影響嗅覺，也會出現「陰虛火旺」的體質。鼻腔、咽喉乾燥，日久之後易生痰，導致有濃稠黃痰。除了肺氣受損外，吸菸也會影響到胃氣，胃氣受損則納穀不香，食慾下降，營養吸收不良。

● 刺激耳穴有助戒菸

至於中醫有沒有好的方式幫助戒菸呢？目前已知可以利用刺激耳穴的方式，達到戒菸的效果，耳穴刺激是將穿透皮下的短針貼在耳部的穴道，例如：耳神門、肺點、胃點、皮質下以及交感等穴區，因為耳朵就好像一個倒置的小嬰兒，耳朵的不同部位對應身體的五臟六腑，耳朵也與多個經絡相通，透過刺激這些穴位可以達到抑制菸癮的效果。

曾經參加過耳穴戒菸的患者表示，貼上耳穴後覺得抽菸的味道變得不一樣了，菸味對他變得不具有吸引力，或者對於抽菸的渴望降低了，藉著耳穴刺激漸漸的減少抽菸的數量，最後達到戒菸的效果。

●耳穴圖

雖然古代中國也有耳穴，但目前所用的耳穴系統卻不是中國人發現的，1957年，法國醫生諾及爾（Paul Nogier）發現了兩耳朵上有許多的穴道，這些穴道的反應點類似在子宮中頭下腳上的胎兒。

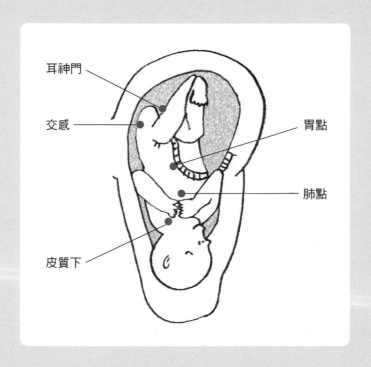

刺激這幾個穴道有助戒菸：耳神門、肺點、胃點、皮質下、交感。

專欄 周休二日養精蓄銳

吐納補氣

男性朋友平日加班、應酬在所難免，在難得的休假日，應該要好好的養精蓄銳，除了休息之外，更要為身體充電，為下一周新的挑戰做足準備。要有充沛的體力最快的方法就是「補氣」，可以運用簡易的吐納練習，達到補氣的效果！周休假期如果能到空氣清新的山林間，也可以用靜態吐納法來「食氣」，靜態吐納法有助於放鬆交感神經，有些中醫師會在睡前平躺時花個幾分鐘用靜態吐納法來養氣助眠。

靜態吐納法

「吐」是呼氣，「納」是吸氣，吐納其實就是呼吸，也是練習氣功最基本的功法。練習吐納的方法有非常多種，靜態吐納法是最簡單學習的一種，而且無論坐姿、站立、平躺皆可練習。

- 將雙手交疊放在神闕穴（肚臍）的位置，並且將意念集中在氣海穴處（肚臍下1.5寸）。
- 把舌尖頂到上顎，這時腹面的任脈與背面的督脈是相通循環的，將思緒放空開始練習吐納。
- 吐納時胸部盡量維持不動，吸氣時氣從鼻子吸入，小腹緩緩膨脹，呼氣時氣從口中呼出小腹內縮，在呼吸同時觀想我們的意念由眉間進入，氣由鼻腔吸入，意念和氣一起進入氣海穴，之後意守丹田再將氣緩緩呼出。
- 呼氣的長度比吸氣長，呼氣比吸氣大約3：1的時間，每回練習可以練習36次。

五味子保肝

五味子之所以稱為「五味」，因為「酸、苦、甘、辛、鹹」五味兼具因而能夠補五臟，目前五味子廣泛用為保肝的健康食品，根據研究指出五味子能夠保護肝臟，促進肝臟細胞的再生與修復，並且能改善肝臟發炎。它同時有興奮中樞神經系統的功能，能夠強化腦力改善神經衰弱。

養氣茶

- 材料：西洋參4錢、麥門冬3錢、五味子1錢
- 做法：將800CC水煮滾後，加入藥材小火煮20分鐘後即可飲用。白天飲用，一天一次。
- 功效：補氣養陰生津。
- 適應症：經常疲勞倦怠、熬夜、口乾、口苦、煩躁、便祕。
- 說明：西洋參具有補氣養陰、清熱生津的功效，根據藥理研究有抗疲勞、提高記憶力以及提升免疫力的功效。麥門冬能夠潤肺養陰，益胃生津，清心除煩。五味子能夠促進肝臟細胞的再生與修復，改善肝臟發炎，常被用來作為保肝的健康食品。

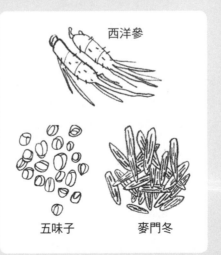

西洋參

五味子　　麥門冬

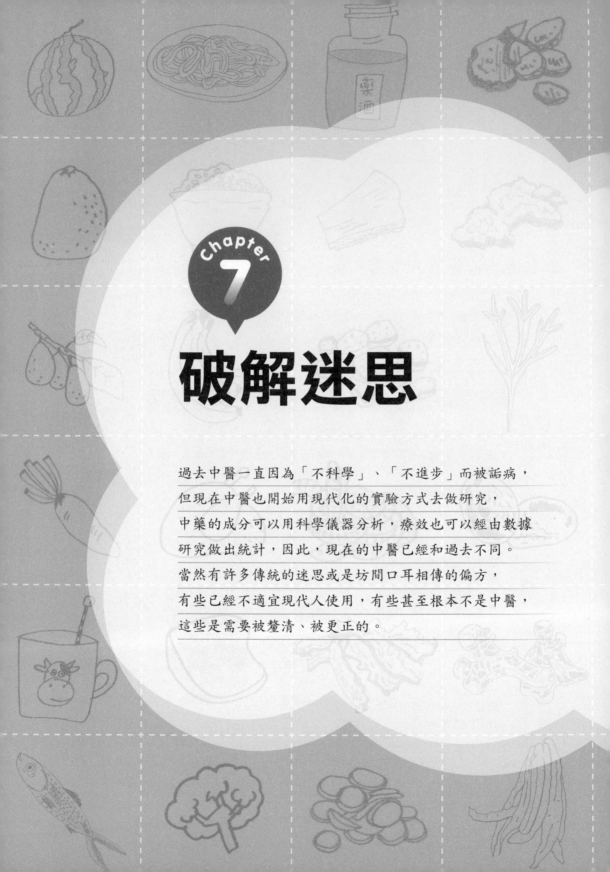

Chapter 7

破解迷思

過去中醫一直因為「不科學」、「不進步」而被詬病，
但現在中醫也開始用現代化的實驗方式去做研究，
中藥的成分可以用科學儀器分析，療效也可以經由數據
研究做出統計，因此，現在的中醫已經和過去不同。
當然有許多傳統的迷思或是坊間口耳相傳的偏方，
有些已經不適宜現代人使用，有些甚至根本不是中醫，
這些是需要被釐清、被更正的。

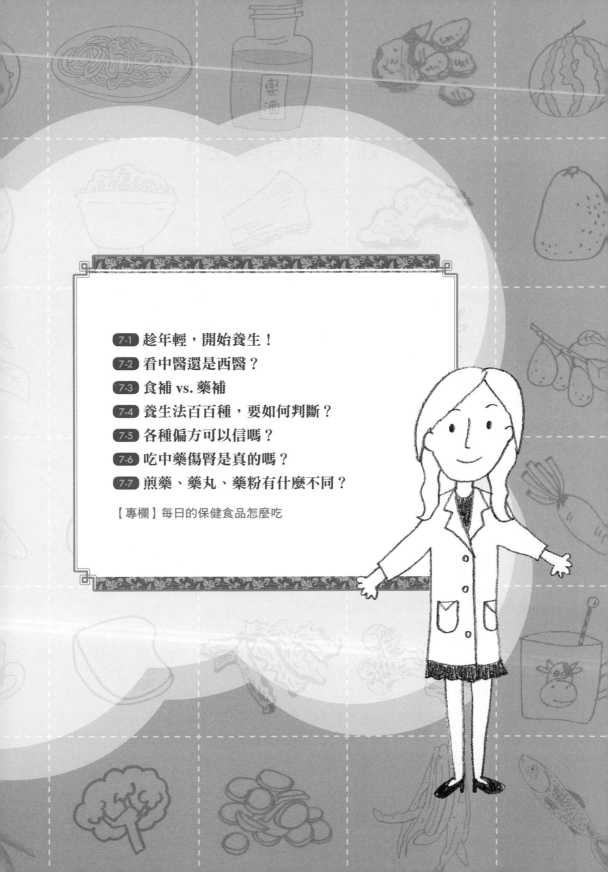

7-1　趁年輕，開始養生！

● 養生不是老人的事

隨著時代的進步，我們的大環境越來越複雜，周遭生活中充斥著許多毒素，工廠以及汽機車的廢氣、各種清潔殺蟲劑導致環境荷爾蒙增加、肉類食品可能有瘦肉精及抗生素的殘留、蔬果類有過量的農藥、深海大型魚類體內重金屬超標，就連喝杯飲料都有可能喝進塑化劑，手機的高電磁波也有致癌的可能。在這樣的大環境之下，無論任何年紀的人對自己的身體健康都不應該置身事外。

養生是老人的事嗎？年輕朋友的身體一定比較健康？這倒不見得，在我周遭同年齡的朋友，年紀輕輕罹癌的不在少數，甚至因此失去寶貴的生命。

● 預防醫學的概念

中醫在過去早有預防醫學的觀念：「聖人不治已病治未病，不治已亂治未亂，此之謂也。夫病已成而後藥之，亂已成而後治之，譬猶渴而穿井，鬥而鑄錐，不亦晚乎！」生病了才投藥治療，就如同口渴才想到要鑿井、要打仗了才開始鑄造兵器，為時已晚了。

中醫的預防醫學就是養生之道，如果大環境是無法改變的，至少在自己能力範圍所及去選擇健康食物與調整生活作息，讓自己的健康指數向上提升。

● 男性40歲、女性35歲就開始衰老

中醫對於男女有不同的生命密碼，男性的基數為8，女性的基數為7，男性壯盛期的年齡是 $8 \times 3 = 24$ 歲，女性壯盛期的年齡是 $7 \times 3 = 21$ 歲，男女年齡差為3年，這個時候發育完成，體能處於最佳狀況。

男性開始進入衰老期的年齡是 $8 \times 5 = 40$ 歲，女性進入衰老期的年齡是 $7 \times 5 = 35$ 歲，男女年齡差為5年。男性的生育年齡可以達到 $8 \times 8 = 64$ 歲，女性的生育年齡僅能達到 $7 \times 7 = 49$ 歲，男女年齡差為15年，由此可見，女性不管是開始發育性徵或是衰老期都早於男性。

● 趁年輕為身體健康打底

　　因此女性無論從性徵發育的年齡到無法孕育下一代的年齡，都比男性來得更早，所以同年齡的女生會比男生外貌更成熟。再加上女性懷孕過程中對體力是極大的考驗，「生一個孩子掉一顆牙」是過去生活條件不佳所造成，但現在還是有許多婦女有產後掉髮、白髮的問題，因此有人會打趣的說：「女人不保養，老婆變老媽。」

　　無論男女養生當然越早越好，未雨綢繆，在身體最健康、最壯盛的時候就預先替未來打底，女性朋友尤其要提早養生，才能夠永保年輕。

● 男女的生命密碼不同

男女生命密碼不同是源自於《黃帝內經》的〈上古天真論〉，從當時人的觀察中就發現女性無論在生長發育，以及衰老的速度都比男性快，所以有女性基數為7，男性基數為8的說法。

基數
男性：8 女性：7

體能最佳年齡
男性：$8 \times 3 = 24$歲 女性：$7 \times 3 = 21$歲

開始衰老
男性：$8 \times 5 = 40$歲 女性：$7 \times 5 = 35$歲

生育年齡上限
男性：$8 \times 8 = 64$歲 女性：$7 \times 7 = 49$歲

7-2　看中醫還是西醫？

● 中醫治好西醫束手無策的小毛病

　　我出身於醫生世家，不過是「西醫」世家不是「中醫」世家，我的祖父與父親都是西醫師，當然自幼就是打針、吃西藥長大的，我自小從沒看過中醫，但是曾經意外的被中藥治好我的怪病，孩提時的我經常流鼻血，當西醫的老爸也束手無策，後來媽媽的朋友提供了一個藥方，用曬乾的蓮蓬煮水，加一點冰糖飲用，這個藥方喝起來甜甜的很好喝，就這樣簡單的處方治好了我的流鼻血。學了中醫才知道，蓮藕、蓮蓬具有「涼血止血」的功效，我小時候身體燥熱因此容易流鼻血，蓮蓬將裡熱清除，症狀自然改善。

● 西醫背景，轉而投入中醫

　　在家學影響下我原本志願從事西醫，但卻轉進中醫的殿堂，開始學習中醫後，我才真正開始體驗中醫，過去我每個月都因生理痛必須服西藥止痛藥，偏偏我對某些西藥成分過敏，一旦吃錯藥嘴巴就腫得像香腸。我的痛經症後來是吃中藥治好的，對於這個多年的困擾居然吃了幾包藥就好，讓我對中醫佩服得五體投地，之後無論任何疾病我都鮮少再吃西藥了。

● 以全人為考量的診療

　　台灣目前西醫使用率仍高於中醫，很多人還是會以西醫治療作為第一首選，認為西醫「療效快、服藥方便」，而中醫給人的刻板印象是「慢性病、調身體」為主，而且「一定要吃很久才會有效」。中藥不只看慢性病、調身體，一般疾病如感冒、腸胃炎、便祕一樣可以治療，而且療效與速度不亞於西藥，中醫在疾病診斷特點會以全人為主，包括節氣、環境、情緒都會對人體產生影響，因此會詳細的考慮病患所有的狀況。

● 許多中醫師也有西醫學背景

　　過去的醫療環境，西醫與中醫彼此不了解，經常處於比較對立的狀況，現在資訊流通發達，很多中醫師是中西醫雙修或者有西醫學背景的，而西醫師也可以藉由修習學分的管道學習中醫，甚至幫患者針灸，醫師們也認同只要對患

者有幫助的治療就是好的治療，醫學不應有中西之分。有很多西醫師會轉介病患去給中醫看診，我曾經遇過好幾位患者是西醫跟他們說：「你這個病去找中醫看診」，由此代表中醫的治療已經受到肯定了。

● 遵從醫囑，讓中西醫共同守護你的健康

　　疾病治療應該選擇中醫還是西醫，每個人有自己選擇的權利，並沒有某類疾病一定要看中醫或西醫才行，一旦選定後如果治療並沒有達到預期的效果，可以詢問你的醫師，是否有其他的醫療方式。中醫與西醫是可以同時進行互相配合的，以不孕症為例，施行人工受精時女性可搭配針灸以提高著床機率，男性可以服用中藥改善精蟲活動度。如果有必要同時服用中藥與西藥，中西藥必須間隔1.5～2個小時，並且要讓你的中西醫師都知道你服用的藥物與治療進度，讓中西醫共同守護你的健康。

● 中西醫合作治療建議

1. 總是覺得怪怪的，但又檢查不出疾病時，可以試試中醫。
2. 不適合開刀的患者，可以先以中醫調養體質，再接受西醫治療。
3. 若採中西醫並行治療，務必同時告知兩方醫師。
4. 若要在同一時間服用中西藥，至少要錯開1.5～2小時。

● 中醫看診5大熱門疾病

若不分性別，前5大熱門疾病為：

1. **過敏性疾病**：如過敏性鼻炎、氣喘
2. **軟組織疾病**：如肌肉疼痛、肌肉發炎
3. **自主神經性疾病**：如壓力造成的失眠、疲倦、倦怠等
4. **功能性消化道疾病**：如胃痛、便祕、腹瀉等
5. **關節性疾病**：如關節炎、風濕性疾病

資料來源：台北市立聯合醫院中醫院區2010年統計調查

7-3　食補 VS. 藥補

● 「進補」文化隨處可見

中醫中藥已經是傳承數千年的醫學，過去的年代因為生活環境不佳，因此有進補的習慣，「吃補」也成為文化傳統之一，甚至成為飲食文化重要的一環，夜市常見的四神湯、十全大補湯，甚至冬天必要來上一碗的羊肉爐，裡面都含有中藥的成分。

「藥食同源」，中藥的發展是從飲食而來，神農嚐百草辨別出植物的屬性，植物有的偏性強因此歸類為藥物，例如寒性的食物如黃連，可以用來退熱降火。而有些植物性味是平和的因此歸類為食物，我們平常吃的五穀、蔬果都是滋養身體，維持生命所需，因此食物與藥物的功用並不相同。

● 食補不是萬能，生病仍必須吃藥

但往往很多人將食補與藥補的功效混淆，曾經有患者問：「醫師，我罹患子宮肌瘤，能不能夠吃食療改善？」如果食物就能治癒疾病，那麼這個世界上應該沒有生病的人了。「安身之本必資於食，救急之速必憑於藥」，平常無病之時，吃食物就能保持健康，但是生病時一定要服用藥物才能治癒疾病。

● 依個人體質進補

中醫又說「是藥三分毒」，倒不是說所有的中藥材都含有毒性，而是藥材因為具有偏性，當使用不當的時候對人體產生危害，對這個人而言就是毒藥。例如桂圓（龍眼肉、福肉）對寒性體質的人是溫補而且幫助睡眠的好藥材，但是對於熱性體質人吃了反而睡不著甚至流鼻血，這就是誤用中藥的危害。

進行藥補應根據個人身體的需要來進行，切不可隨便亂補一通，因為服用不當，不但沒有達到養生的目的，反而因為藥物的偏性對身體產生傷害。

● 藥補的原則

1.經醫師調配：藥補應該根據個人的體質，選擇適合的藥物。最好能經中醫師的診斷，由醫師調配適合自己體質的藥材。

2.適時進補：乾隆皇帝是歷代皇帝中相當長壽的一位，他的養生訣中有一句

「適時進補」，進補應當適時、適所，根據四季變化選擇合適的藥材，不能因為某種補藥對身體有幫助，就不知節制、不停服用。

3. **不是補越多越好**：在進補的期間，不要服用太多其他的藥物，以避免藥物和藥物之間，產生對身體有害的副作用。如果在進行藥補時，同時需要服用西藥，一定要先諮詢過中醫師。

4. **注意事項**：進補時應當避免食用生冷的食物及茶、咖啡、酒等，或者至少相隔2小時以上。有些特殊藥物進補須注意飲食以免解藥性，例如吃人參時不宜和白蘿蔔、茶葉等一同食用，否則會降低人參的補性。

食補的迷思

大家總覺得越昂貴的食材，功效一定越好。在物以稀為貴的觀念下，燕窩、魚翅這些珍稀食材，早因人類貪婪而資源枯竭。然而，貴的一定比較好嗎？

古傳珍稀食材		平價養生聖品
燕窩	vs.	**白木耳**
蛋白質、胺基酸、多醣體、碳水化合物、礦物質	營養價值	蛋白質、胺基酸、維生素、礦物質、多醣體、膳食纖維 **勝**
貴	價格	便宜 **勝**
不環保，燕子很可憐	社會觀感	環保，在地有機農業生產 **勝**
海外進口，有可能經過漂白、買到假貨	來源	可購買台灣生產的有機白木耳，品質有保障 **勝**
魚翅	vs.	**豬皮**
膠原蛋白 **平手**	營養價值	膠原蛋白 **平手**
貴	價格	便宜 **勝**
不環保，鯊魚快絕種了，而且只取魚翅，魚身丟棄	社會觀感	較環保，豬是養殖動物，全身都可完整利用 **勝**
海洋捕撈，會有汞污染，而且會影響海洋生態	來源	人工養殖，可選擇有產銷履歷的安心豬 **勝**

7-4　養生法百百種，要如何判斷？

　　如果把「養生法」這三個字放到網路上搜尋，大概可以找出上千種養生法，有經絡養生法、內經呼吸養生法、乾隆皇帝養生法……，這麼多種的養生法，每一種養生法當然都有奉行之人，而且一定是深受其益才會被推崇與流傳。古人的養生方法這麼多種，大抵上都是提倡健康的飲食、規律的作息、強健筋骨等做起，難道這些所有的養生法都沒有錯誤嗎？過去的養生家有一派是以鍊丹術來追求長生不老，明朝的嘉靖皇帝疑似因為長期服用丹藥，而導致慢性重金屬中毒而死亡，因此我們要來檢視有哪些養生方法是錯誤的。

● 來路不明的藥品不要亂吃

　　門診時曾有患者說：「我現在有在吃中藥」，詳細問吃的是什麼藥，她也答不出來，只說：「是媽媽買給我調身體的黑藥丸，我也不知道她在哪裡買的。」像這種來路與成分不明的藥還是少碰為妙，以免步上嘉靖皇帝的後塵，以為吃下的是養生丹藥，結果卻是害人毒藥。

● 不要迷信單一食物養生

　　相信大家一定曾經收到電子信內容是某一種食物多好多好，可以改善很多症狀，但是以健康的觀點而言，還是建議要均衡的攝取各種營養成分，畢竟只大量攝取單一食物很容易因為偏食而導致營養不均衡，對身體好的食物絕對不只有一種，均衡飲食才是健康之道。

● 洗冷水澡比較健康

　　過去老人家都覺得，洗冷水澡的人比較健康，洗冷水澡是鍛鍊身體的方式之一，人體具有適應溫度與環境的能力，經常洗冷水自然就會越習慣、越不怕冷。但並非人人適合洗冷水澡，剛運動完或喝酒表皮毛孔大開，這時候洗冷水導致毛孔與毛細血管收縮，一方面體內熱氣散不出容易形成裡熱外寒的體質，另一方面也有可能會導致血壓升高。除此之外有高血壓與心臟病的人也不適合洗冷水澡，體質虛寒的人以及女性朋友月經、懷孕、月子期也不適合洗冷水澡。

●生雞蛋很「補」？

　　過去流傳下來的食補觀念，有一味「生雞蛋」很受歡迎，許多運動員會在早餐飲料中打個蛋然後直接牛飲，認為這樣很營養，甚至可以壯陽。中醫看蛋白與蛋黃功效不同，《本草綱目》云：「卵白，其氣清，其性微寒；卵黃，其氣渾，其性溫。」蛋白在中醫認為有「潤肺利咽，清熱解毒」的功效，適用於咽喉發炎。而蛋黃又稱「雞子黃」，具有養陰、寧心、補脾胃的功效。明·李時珍云：「雞子黃，氣味俱厚，故能補形。」補形是指體瘦之人食用，可以讓身體健壯，但並沒有「壯陽」的功效。而且古方在用雞蛋或雞子黃，也並不強調生吞服。雞蛋的外殼容易沾染生菌，生食如果處理不好，容易有食物中毒的危機，尤其是近年來禽流感等疾病的發生，禽鳥的蛋類食品最好還是要煮熟，才能確保食用安全無虞。

近年來流行的養生法

養生法	倡導人	重點
自然養生法	吳永志	◆每天保持三次大便，才能把身體的廢物全部清除。 ◆每天至少喝三杯蔬果汁。 ◆適當休息；定時運動；每天曬陽光三十分鐘；喝乾淨的水。
拉筋拍打治病法	蕭宏慈	◆筋長一寸，壽延十年！ ◆筋縮乃老化與疾病的原因，因此拉筋即抗老化！ ◆拍打是道家古法，將身體裡淤堵的陳年垃圾，拍浮出表面而排除乾淨。
斷食療法	日本醫生	每天斷食一到兩餐，有助於身體排毒，對於身體健康有極大的幫助，對於疾病也有預防和治療的效果，
肝膽排石法	雷久南博士	膽結石阻塞了肝臟，會破壞體內的生理平衡，導致消化、循環、呼吸、排尿、神經、生殖等系統出狀況，只要透過特殊飲食療法淨化肝膽結石，就能恢復健康。

7-5　各種偏方可以信嗎？

● 轉胎方，真的假的？

有朋友求子心切，家中朋友以及長輩經常給予她很多意見，有一天她拿了張「轉胎方」藥箋問我：「這一帖藥聽說吃了可以幫助生男，我的體質適合吃嗎？」我看了一下裡面的中藥材，大多是一些固脾胃、補腎氣的中藥，並沒有什麼特殊的藥材，但是它的服法很有意思，是要在懷孕初期服用，可以使女胎轉為男胎，因此稱為「轉胎方」。

● 不要再相信不科學的說法了

看完這帖「轉胎方」真是讓人啼笑皆非，依照現代醫學的觀點，胎兒的性別是在受精的那一瞬間就已經決定了，之後無論服用什麼樣的藥物都無法改變，因為懷男胎、女胎的機率各為二分之一，所以有50％的機率可以生男，或許有人曾經懷了男胎又吃下這一帖藥生下了男胎，因此將這一帖藥廣為流傳，但過去因為醫學不發達會有這樣荒謬的錯誤是情有可原，但是醫學發達的今天實在不應該再出現這種無稽之談。

● 信偏方不如看醫生

很多偏方、藥箋也都是如此，台灣最大的軟實力就是民眾的熱情，這種熱情當然在生活上也發揮得淋漓盡致，經常是有人因為某疾病內服或者外用某些藥物就醫好了，這些藥可能是中藥、民間草藥或者是藥房裡購買的西藥，秉持著人飢己飢、人溺己溺的精神「呷好逗相報」，只要有類似的症狀就報這些藥物給其他人，自以為是功德一件，但沒想到如果誤用藥物卻是害人不淺。

然而偏方有些有效，有些沒有效，這是為什麼呢？有些偏方多少有醫學理論可以解釋，有些卻完全天馬行空，甚至違背一般醫療理論原則。現今台灣醫療環境發達，有了健保看醫就診也不再是負擔，還是應該遵循正規醫療，生病了一定要去看醫師。千萬不要貪圖方便隨便買成藥服用，或是被婆婆媽媽的熱情說服，誤信真有那麼「神」的偏方，以免治病不成反而有害健康。

●偏方的科學解密

當遇到打嗝不止或長針眼的時候，婆婆媽媽常會叫我們試一些奇怪的偏方，而且有時候還真的有效！這是為什麼呢？

打嗝偏方

- 拿一碗水，上面交叉放兩根筷子，然後就碗口四個方位各喝一口水。
- 先在口裡含一口水再彎腰90度，然後吞水下去。
- 吸一大口氣，然後用力的憋住這口氣，憋到極限時，再慢慢吐氣。
- 高舉雙手過頭，盡量伸展橫膈膜。
- 用一隻手的拇指按壓另一隻手位於手腕的內關穴。

> 科學原理：打嗝是橫膈膜的神經受到刺激，產生痙攣，橫膈膜收縮就會造成打嗝。打嗝偏方都是利用做某些動作抑制橫膈膜收縮，來達到治療打嗝之效。

針眼偏方

- 若是長在右眼，把左手繞過後腦勺去拉扯右眼角；長在左眼，則用右手拉左眼角。
- 煮一顆白水煮蛋，用毛巾包著直接熱敷。
- 倒一杯熱開水，在距離10公分的地方讓熱水的蒸氣蒸眼睛。

> 科學原理：針眼在醫學上稱為麥粒腫，是細菌感染所造成，局部的腫脹用熱敷是不錯的緩解方法，因此很多偏方的目的都是熱敷。用手拉眼角有可能造成麥粒腫破裂，膿水流出後腫脹會比較消，但因為有傷口要更注意處理，避免二次感染。

7-6　吃中藥傷腎是真的嗎？

曾經有病人來診間問：「我的朋友跟我說，很多人吃中藥最後吃到要洗腎，都叫我不要再吃了，真的會這樣嗎？」

● 馬兜鈴酸導致洗腎

確實多年前曾經有長期服用複方「龍膽瀉肝湯」導致洗腎的案例，但會導致這樣的結果，起因於誤用中藥材。這起洗腎案例是因為誤用含有馬兜鈴酸的中藥所造成的，馬兜鈴酸存在於中藥材馬兜鈴、青木香、關木通、廣防己、天仙藤之中，具有抗腫瘤、調節免疫等作用，使用劑量不當時會造成腎臟毒性導致急性、慢性腎臟發炎，原本「龍膽瀉肝湯」中採用的應是不含馬兜鈴酸的「川木通」，但卻誤用成含有馬兜鈴酸的「關木通」。

● 衛生署把關，中藥更安全

為了杜絕誤用的情形再度發生，行政院衛生署於民國92年已經公告全面禁用含有馬兜鈴酸的中藥材。而目前製作科學中藥的藥廠必須GMP檢定合格，為避免長相類似的藥物再度誤用，藥廠加強對藥物的辨識，除外觀的鑑別還可以用顯微鑑定法以及層析圖譜，層析圖譜還可以檢測出農藥與重金屬的殘留，因此有衛生署以及藥廠的雙重把關，中藥用藥更安全。

● 不亂吃藥草和來路不明的中藥

健保中藥有衛生署和藥廠把關，但是誤用中藥的狀況還是時有所聞，最常見一般民眾誤用的狀況，例如經常在風景區看到路邊出售曬乾的「何首烏」其實是「黃藥子」，黃藥子是具有毒性的中藥材，可以治療甲狀腺疾病，但是服用過量會造成口、舌、喉等處燒灼痛，流涎，噁心，嘔吐，腹痛，腹瀉，瞳孔縮小等中毒症狀，嚴重者出現昏迷，呼吸困難和心臟麻痺而死亡，誤食中毒的情況時有所聞。

許多老人家會購買來路不明的中藥或者是地下電台銷售的保健食品或藥品，這些食品、藥品沒有標示成分或者產地、製造廠商，有可能摻有偽藥或者西藥戕害國人的健康。

● 服藥前必須諮詢醫生

　　多數人都會有錯誤的觀念，認為中藥「天然」就等同於「無毒安全」，可以自行服用，其實部分中藥材也具有毒性，運用「以毒攻毒」的概念治療一些頑強的皮膚病、關節炎或者腫瘤等，所以服用各種中藥前最好先諮詢你的中醫師，在購買時選擇合格的製造藥廠，用藥安全才有保障。

購買藥材的注意事項

注意藥材外觀

是否有保存不良發生蟲蛀、黴點、變色、走油（乾燥藥材變質後有出油的情況），或者要延長保存期限、提升賣相而有過度燻製、漂白等問題。

別買到無用「藥渣」

有些黑心藥材在市面販售前已經先被抽去有效成分而成為「藥渣」，這類「藥渣」外觀會比較乾澀無光，例如當歸原本光澤油潤充滿香氣，若為藥渣則乾枯無光，香氣減弱！

慎選合格廠商

一般消費者對於藥材的辨識不足時，最好還是選擇優良合格通過GMP認證的廠商，才能確保用藥安全。

7-7 煎藥、藥丸、藥粉有什麼不同？

　　傳統的中藥是以水煎劑為主，就是大家刻板印象中煎煮出來黑乎乎的那一碗藥水，但是現在去健保中醫診所看診，拿回來的卻是一包一包藥粉，到底藥粉跟水煎藥的差別在哪裡呢？

● 生粉

　　現在健保給付的藥粉稱為「科學中藥粉」，很多人都以為科學中藥粉是把中藥直接打成粉，但事實並非如此，有些單味中藥直接就可以磨粉食用，例如：珍珠粉、粉光參粉等，稱為生粉。生粉大多數為高貴藥材，通常直接服用或者加入已經煮好的水煎藥中，以減少在煎煮過程中的耗損或者提高療效，因此有部分科學中藥的單味藥是屬於生粉。

● 方便的科學中藥

　　但是大多數科學中藥複方的製作程序則和水煎藥一般，先經過煎煮萃取出有效成分，再經過濃縮，濃縮後的藥汁與澱粉放置於特殊的機器，兩者經過噴霧處理之後藥汁便附著在澱粉上面成為固體，因此服中藥不再需要攜帶湯湯水水，直接成為粉末狀的科學中藥更方便攜帶，也更容易被大眾接受。

● 藥丸

　　還有另一種常見的劑型「丸劑」就是大家俗稱的黑藥丸，或者是傳說中從濟公身上搓下來一顆一顆可以治病的黑色丸子即是。丸劑是用水、酒、蜜、醋等，將藥粉糊成丸劑，藥丸進入腸胃道後，慢慢消融逐漸釋放，因此有作用緩和、藥效持久的特點。

● 煎藥治重病，藥粉治輕症，藥丸主調養

　　但是究竟這些劑型不同的藥物功效有沒有差異呢？元・王海藏《湯液本草》中提到「湯者，蕩也，去大病用之；散者，散也，去急病用之；丸者，緩也，舒緩而治之」。大抵上重病、大病還是需要用到湯劑，湯劑的特點是濃度高、方便服用、好吸收，而一般的疾病如感冒、便祕、腸胃炎等使用濃縮過的

科學中藥即可支應，而丸劑則多數用在體虛者的長期調養，例如《紅樓夢》中曹雪芹筆下體質虛弱的林黛玉就長期服用人參養榮丸。

因此煎藥、藥丸、藥粉並無高下之分，而是不同的狀況給予最適宜的服藥模式，才符合傳統醫學研發出不同劑型的原始精神。

抓藥vs.成藥

	現抓藥材	成藥（科學中藥）	
	煎藥	藥粉	藥丸
中藥劑型			
製作	將藥材浸泡後放入陶罐，加水煎煮後過濾而成。	煎煮萃取藥汁，濃縮的藥汁添加澱粉質後成為固體。	用水、酒、蜜、醋等，將藥粉糊成丸劑。
使用	重病、大病需要用到湯劑，濃度高、方便服用、好吸收。	一般的疾病如感冒、便祕、腸胃炎等可使用濃縮過的科學中藥。	丸劑多數用在體虛者的長期調養。
特性	力量強、療效快。	品質穩定，攜帶方便，安全衛生。	作用緩和、藥效持久。
購買	自費。醫師處方或自行至中藥行購買。	健保給付。醫師處方，由診所或藥局配製。	自費。醫師處方或自行至中藥行購買。

專欄 每日的保健食品怎麼吃

　　基隆有一名50多歲的女性民眾，每天吃五種保健食品，沒想到卻引發猛爆型肝炎，住院不到十天就死亡。醫師說，這位民眾平常身體狀況還不錯，肝功能指數也正常，為什麼突然爆肝生病？醫師研判，可能和她一次吃太多保健食品有關。

2010/06/13 網路新聞

保健食品有益無害？

　　現代人為了健康大多都有服用「保健食品」的習慣，最常見的就是維他命、酵素以及保護骨關節的鈣片、葡萄糖胺，有些愛美的女性還會補充膠原蛋白、Q10、蜂膠、月見草油等，「保健食品」種類繁多而且標榜功效各有不同，過去大家都以為「保健食品」是「食品」多吃無妨，直到有民眾疑似服用過量保健食品引發猛爆性肝炎，才使得保健食品的服用再度受到重視。

先弄清楚每種營養品的功效

　　市售的保健食品這麼多，雖然每一種都有標示一日服用劑量，但是絕對不是多多益善，吃越多越好。

　　在吃健康食品前一定要知道自己吃下的成分與功效為何，很多保健食品因為商品名稱不同，往往讓人以為是不同種類的健康食品，例如維骨力、固樂沙敏，同樣都是葡萄糖胺類的營養補充品，善存、素寶丁是屬於綜合維他命，克補、合利他命、俏正美（BB）都是屬於維他命B群，若元錠、表飛鳴都是屬於益生菌的補充品，很多女性補充營養品都含有

大豆異黃酮及月見草油，在服用保健食品前先看一下成分標示，同樣功能或類似成分的保健食品，一天只要吃一種就好了。

一天最多2～3種

篩選完同樣功能的保健食品，還有很多功效不同的啊！如果每天每種都要吃，那一天可能要吃5種甚至10種保健食品了，我通常建議要吃健康食品的人，一天吃2～3種就好，不一定每一種每天都要吃到，畢竟吃得太多，水溶性的營養素會排泄掉，多吃也是一種浪費，脂溶性的營養素，無法隨水分排除，會堆積在身體內對身體造成負擔。

問過醫生再吃最安心

我曾經遇到一個年紀大的病患跟我抱怨他生病很嚴重，診所的醫師叫他要買自費藥物，所以他每天要吃很多藥，雖然吃了很多身體還是不好，我請他下回拿藥來給我看看。下次回診他果真拿了一個大袋子全都是瓶瓶罐罐，我一看，這些原來都不是藥品，全部都是健康食品……。

這種亂吃健康食品的情形最容易發生在老年人身上，老人家的親戚朋友、兒女媳婦好意從國外拿回各種健康食品孝敬長輩。每個都說，早晚吃一顆喔！老人家看不懂英文於是照單全收，五個人拿五罐，一天就要吃十顆。要表示對長輩的孝心前，也要記得幫長輩看看，他現在正在吃哪些健康食品，有沒有重複使用的，是不是有過量使用的狀況，甚至可以幫忙安排哪一天應該是哪一種。送長輩健康食品，就是希望長輩能健健康康，加上一個貼心的舉動，就可以保障長輩吃得安心又健康！

Chapter

8

常見疾病
居家調養

日常生活中有一些小毛病，

利用簡單的按摩與食療就可以達到改善的效果。

當然小小症狀也有能能潛伏有期他的危機，

如果自己DIY症狀仍然沒有改善，

記得要去找醫師諮詢喔！

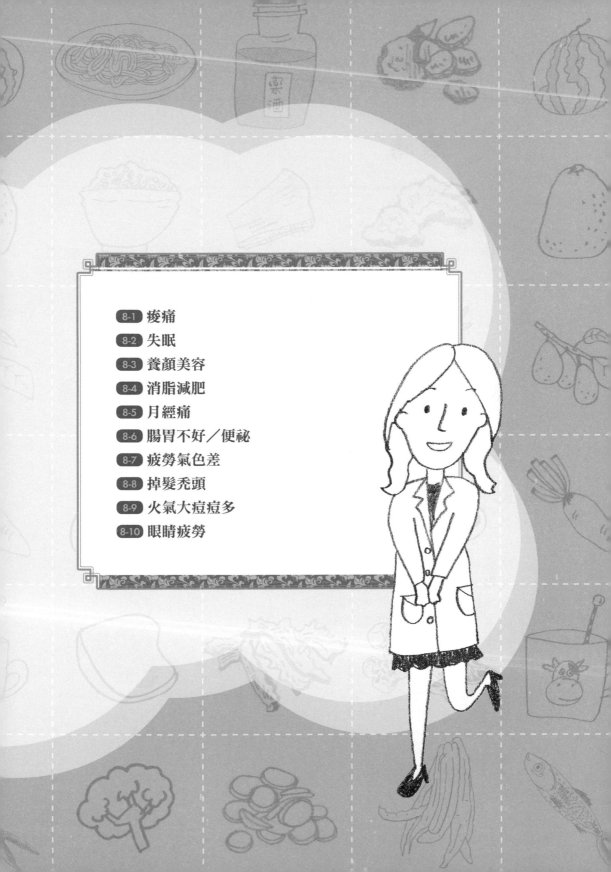

8-1 痠痛

● 肩膀痠痛

肩膀痠痛最常見的原因是姿勢不良,很多人平日很少有肩部關節大範圍的活動,加上駝背或翹腳等姿勢不良,長期容易導致肩部肌肉緊繃,甚至產生緊繃、痠痛或麻痛感。要舒緩肩膀痠痛,其實不一定要大範圍的活動,在坐姿時輕鬆的活動肩關節,配合穴位按壓,就可以緩解肩膀痠痛。

● 肩頸放鬆操

Step 1 轉動肩關節,前轉50回,後轉50回。

Step 2 按壓風池穴。風池穴在頸部後方大筋的左右兩側,頭部與頸部的交界處有一個凹陷如池,因此稱為「風池穴」,能治療頸項僵痛、頭痛頭暈、腰背痠痛、落枕,同時具有醒腦明目的功能。可以用雙手大拇指按住兩側風池穴,其餘四指張開按住頭部作為固定,用力按壓風池穴15次。

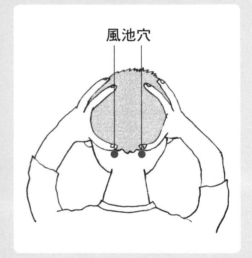
風池穴

Step 3 將肩膀固定住,盡量將右邊的耳朵靠近右邊肩膀,左邊的耳朵靠近左邊的肩膀,左右各做50下。

Step 4 將兩個肩胛骨盡量往後夾,兩肩胛骨靠近後默數15秒後放鬆,反覆做10回。

● 腰痠背痛

腰痠背痛的原因也有許多，有可能是生產或者舊傷造成，但最常見的還是站姿坐姿等姿勢不良以及關節老化所造成，人體的背部以經絡學來說是屬於膀胱經，膀胱經走在左右背肌最豐厚處，而且膀胱經上有許多的穴道通達到人體的內臟器官，因此適度的伸展膀胱經對身體的健康十分有益。

最簡單的膀胱經伸展法就是在站姿時彎腰，盡量將手伸到地板，可以伸展整條膀胱經。不過這樣的姿勢對於已經有椎間盤突出、坐骨神經痛、年長者以及壓迫性骨折的患者並不適宜。

而經常腰痠背痛的患者，則可以試試強調下背以及腰部的伸展法。

● 下背伸展法

Step 1 平躺在地板上，雙臂張開90度手心朝下。

Step 2 將左腳彎曲使髖關節與膝關節皆呈90度，再將左膝蓋緩緩向右靠，使左腳膝蓋接觸到右邊的地面，固定這個姿勢1-2分鐘，再換右腳。

Step 3 左右交替可以多做幾次，直到腰部緊繃感改善為止。

8-2　失眠

中醫的觀點，失眠的原因有許多種，根據常見的失眠原因大致可以分為壓力型失眠、心火旺型失眠、心氣虛型失眠。

● 壓力型失眠

- **症狀**：睡前多思慮，不停的想工作或生活的事情、難入眠、經常頸項僵硬、工作壓力大。
- **穴道**：安眠一、安眠二。
- **安眠一**：耳垂後與頭部相連處有一個凹槽稱「翳風穴」。耳朵後方有一個半圓形的乳突狀骨，乳突骨的下方則是翳明穴，在翳風穴與翳明穴做一條連線，連線的中點是「安眠一」。
- **安眠二**：從「翳明穴」往「風池穴」做一條連線，連線的中點是「安眠二」。

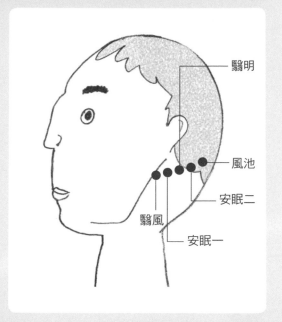

翳明

風池

安眠二

翳風

安眠一

- **按摩法**：睡前先用熱毛巾或熱敷袋熱敷肩頸，雙手的食指到小指張開固定頭部，大拇指按壓在穴道上沿著「翳風－安眠一－翳明－安眠二－風池」的連線輕輕按摩，每穴用揉按的方式按壓3-5秒，循環10次，可以改善壓力型失眠。

● 心火旺型失眠

- **症狀**：心煩意亂、個性急躁、胸悶心慌感、經常嘴破、躺在床上難入眠、睡眠品質不佳、經常多夢、半夜容易醒。

- **穴道**：神門穴。將手腕的橫紋分為六等分，由小指側計算1/6處就是神門穴，神門穴剛好在肌腱的凹陷處。

- **按摩法**：每穴用揉按的方式按壓3-5秒，左右手交替按壓各循環10次，可以改善心火旺型失眠。

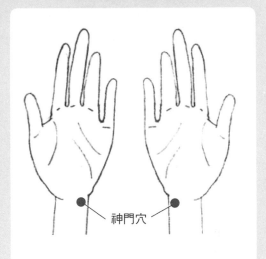

神門穴

● 心氣虛型失眠

- **症狀**：心悸心跳加快、突然心中有不安恐懼感、說話有氣無力、經常倦怠、難入眠、雖然睡很久，睡醒還是覺得很累。

- **穴道**：內關穴。手腕橫紋上兩寸（大約食指、中指、無名指三指併攏的寬度），找到這個位置按壓後會發現有兩條肌腱，穴位在兩條肌腱的中間。

- **按摩法**：用揉按的方式按壓3-5秒，左右手交替按壓各循環10次，可以改善心氣虛型失眠。

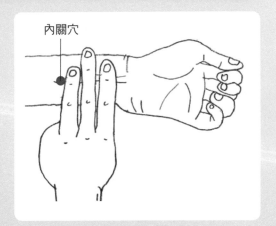

內關穴

8-3　養顏美容

　　養顏美容不一定要昂貴的保養品或者高貴的藥材，隨手可得的簡單食材搭配中藥材，一樣可以達到美容養顏的效果！

　　黑木耳成為最近養生風潮中的聖品，木耳味甘氣平，有滋養、益胃、活血、潤燥的功效。木耳吃起來有黏滑的口感是因為富含植物膠質，在中醫觀點這樣的食材具有「滋陰」的功效，陰不足則皮膚乾燥、缺乏彈性，黑木耳能夠養陰滋潤，潤澤皮膚，因此有美容養顏的功效。

　　黑木耳「活血」的功效能夠降低血脂肪、降膽固醇，而且高纖維、低熱量，吃起來不但有飽足感還能夠促進腸胃蠕動，幫助排便，是減重的好食材。

　　黑木耳含有多種必需胺基酸，高蛋白質，富含鐵、鈣，特別適合女性食用。但因為黑木耳有活血的功效，因此女性月經期以及懷孕婦女不建議大量食用。

● 黑木耳露

●**材料**：新鮮黑木耳1斤、紅棗10粒、枸杞子3錢、 生薑片2-3片 、甘草3錢、黑糖適量

●**作法**：

1. 黑木耳洗淨，去蒂頭，切成絲狀，紅棗去籽。

2. 把藥材及處理好的黑木耳放入電鍋裡，內鍋加入可以蓋住全部材料的水，外鍋則放二杯水，放入適量黑糖，用電鍋煮熟。

3. 煮好後待溫涼，把生薑片、甘草打撈掉，剩餘的黑木耳、木耳水、紅棗、枸杞子倒入果汁機裡打碎，就成為好喝的黑木耳露了。

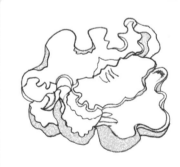

黑木耳

美容腳底按摩法

人體的正面部，為陽明經所經過的部分，陽明經包括手陽明大腸經與足陽明胃經，因此腸胃功能好，營養吸收充足，排便順暢，面部自然光彩充盈。而利用簡易的腳底按摩，主要加強在胃、十二指腸、直腸等反射區，也會達到美容美膚的效果。

美容腳底按摩的時間可以在洗完澡後，利用手指或按摩棒在穴區按壓，每個穴區按壓30～50下，強度以微微痠痛即可。按完後補充300～500CC的溫水。按完後會有舒服想睡覺的感覺是屬於正常反應。

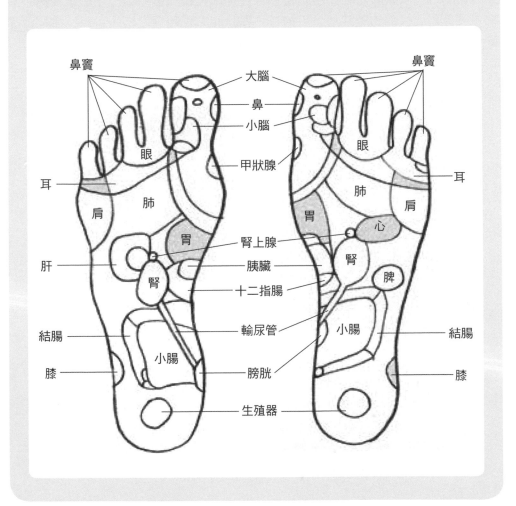

8-4　消脂減肥

● **拍打修飾線條**

　　身形不匀稱是許多人的苦惱，體型一半是受先天遺傳影響，另一半則是後天生活作息所造成，經常久坐容易導致下半身脂肪囤積，更年期女性則因荷爾蒙缺乏容易造成腰腹肥胖。脂肪會在身體局部堆積，最主要的原因是經絡不通暢，因此針對局部的肥胖可以用拍打、捶打的方式疏通經絡，可以修飾局部線條。適用在手臂、腹部、臀部、大腿、小腿的肥胖。

● 手臂、腹部拍打法

Step 1　將雙手五指併攏，掌指關節彎曲形成虛掌。

Step 2　將虛掌拍打在局部想要瘦身的部位，正確拍打應該會發出清脆的聲響，拍打力道以不造成疼痛為宜。腹部拍打法必須要拍打到發紅、發熱才有效果。

● 臀腿捶打法

Step 1　將雙手五指關節彎曲形成拳頭狀。

Step 2　用拳頭小指側捶打局部想要瘦身的部位，正確捶打應該會發出清脆的聲響，捶打力道以不造成疼痛為宜。捶打法適用在臀部、大腿、小腿、手臂的肥胖。

● 刮痧消除水腫

也可以用刮痧的方式，直接刺激腿部穴道，以消除水腫和瘦蘿蔔腿。

● 小腿水腫的脾經刮痧法

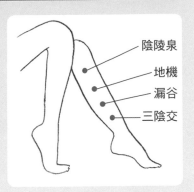

陰陵泉
地機
漏谷
三陰交

- **位置**：小腿內側脾經的四個穴道，三陰交、漏谷、地機、陰陵泉。
- **作法**：準備一個乾淨的刮痧板，將凡士林抹在小腿的內側，將刮痧板與皮膚呈45度角，沿著小腿內側脛骨的後緣，由遠端往近端刮，反覆數次直到脾經發紅為止。
- **功效**：消除小腿水腫。
- **注意**：孕婦不宜刮痧。

● 油切茶飲降脂肪

想要雕塑身材，必須要內外兼顧，除了拍打、刮痧局部雕塑，當然飲食也要忌口，如果不小心吃太油、或者經常應酬大魚大肉，可以試試這款油切茶飲。

● 山楂普洱茶

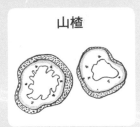

山楂

- **材料**：山楂3錢、普洱茶2錢、甘草1.5錢、水800CC。
- **作法**：在800CC的滾水中加入山楂、普洱茶，共煮或者浸泡10分鐘，將茶渣濾出即可飲用。
- **功效**：活血降脂，消積減重。適合經常感覺腹脹，消化不良造成的肥胖。
  山楂具有消除食積的功用，尤其是可以幫助肉製品的消化，同時也有活血的功能，能夠促進循環幫助代謝，對於降低血脂肪也有良好的效果。而普洱茶屬於發酵茶，發酵過程中產生具有分解脂肪的酵素。普洱茶還能夠降低血脂肪以及膽固醇。
- **注意**：因山楂的酸味會刺激胃部，胃酸過多及胃潰瘍者宜慎用。

8-5 月經痛

月經痛的發生原因分為器質性的痛經以及功能性痛經兩種：

1. **器質性的月經痛**：因為子宮構造異常或子宮疾病所造成的月經痛，例如子宮發育不全、子宮外口狹窄、子宮位置不正（前傾或後傾）、子宮肌瘤、子宮腺肌症等，這些因為器官異常造成的痛經，必須尋找專業的醫師治療。

2. **功能性的月經痛**：大多數的痛經症患者都屬於功能性痛經，也就是婦科檢查並沒有問題，但是還是會有月經痛的情況。中醫認為氣與血是人體的重要物質，氣血不通是疼痛發生的重要原因。痛經常見的原因為氣虛、氣滯、寒凝、血瘀，導致「不通則痛」才會出現令人困擾的痛經症。

● 舒緩痛經茶飲

- **藥材**：益母草3錢、乾薑2錢、桂圓3錢
- **作法**：將800CC水煮滾後轉小火加入益母草、乾薑、桂圓共煮15-20分鐘後再燜15分鐘，待溫度適口飲用。

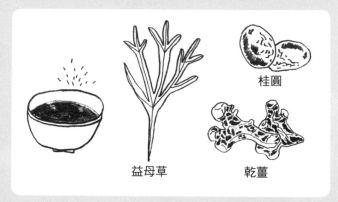

桂圓

益母草　　　乾薑

- **功效**：活血暖子宮、促進瘀血排出。益母草有去瘀生新、活血調經，同時還有利尿的效果，能夠治療產後腹痛、痛經、水腫、小便不利等問題。益母草被證實是一種子宮興奮藥，能夠幫助子宮收縮，不過因為益母草是苦微寒的藥物，所以需要加乾薑來暖子宮，再加上桂圓不但使茶飲味道更好喝，同時也有養血安神、舒緩情緒的效果。

●月經痛的穴道按摩

1.關元穴

- **位 置**：肚臍正下方三寸（約四指併攏的寬度）。

- **按摩法**：痛經時可以用揉按的方式按壓3-5秒，按壓10次。也可以用熱敷袋、暖暖包或者具有溫熱感的貼布，熱敷關元穴，達到暖宮止痛的效果。

- **功 效**：關元穴是關藏人體元氣的地方，具有補氣調氣的功效。

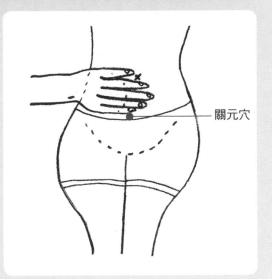

關元穴

2.三陰交穴

- **位 置**：在小腿的內側，腳內踝上三寸（約四指併攏的寬度）。

- **按摩法**：用揉按的方式按壓3-5秒，左右腳交替按壓各按壓10次。痛經發生時可以經常按壓，幫助子宮排血，舒緩痛經。

- **功 效**：三陰交穴是肝、脾、腎三條陰經的交會，因此稱為三陰交穴。能夠治療月經痛、月經不調、子宮肌瘤、不孕症等多種婦科疾病。

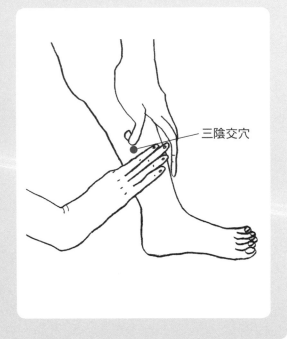

三陰交穴

8-6 腸胃不好／便祕

現代人因為飲食不均衡、缺乏運動、不良的排便習慣等,很多人有腸胃的問題,不是腸胃脹氣、消化不良,不然就是有便祕的困擾。「脾」「胃」是與消化關係最密切的臟腑,中醫認為「脾主運化、胃主受納」「脾主升、胃主降」,當胃氣不降時,容易有消化不良、打嗝、泛酸、胃食道逆流等問題。因此腸胃功能出現問題,可以按壓胃經的足三里穴做調理。

● 足三里

● **位置**:膝關節下3寸(約四指併攏的寬度),距離脛骨前緣向外1寸(大拇指橫向的寬度)。

● **功效**:足三里有調和氣血、疏通經絡、強健脾胃的作用。對消化系統、心血管系統、呼吸系統、泌尿生殖系統也都有幫助。尤其能改善上腹部疼痛、消化不良、便祕、吐瀉等。

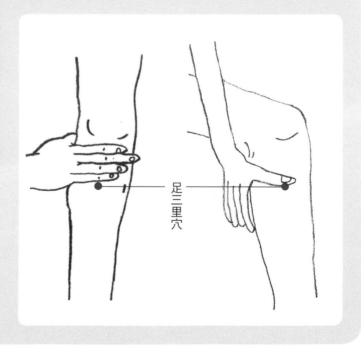

足三里穴

對於嚴重便祕者，最好可以減少對排便藥物的依賴，多吃一些可以幫助排便的蔬果類，例如：各種葉菜類、香蕉、木瓜、鳳梨、柚子、麥片以及堅果類。堅果類食物所含的種子油屬於不飽和脂肪酸，不但有潤腸的效果，也可以預防心血管疾病，但一天攝取量不超過30公克。中藥的決明子、何首烏、當歸同樣有潤腸幫助排便的效果。

● 決明子順暢茶

- **材料**：生決明子、炒決明子各3錢
- **作法**：將決明子放進裝有500CC熱水的保溫杯中，蓋上蓋子燜15分鐘即可飲用。
- **功效**：決明子能潤腸降火氣，所以能夠改善便祕症狀。決明子也富含維生素A，因此對於保護眼睛也有功效喔！

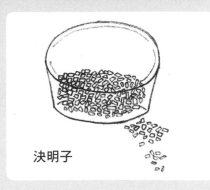

決明子

● 通便按摩法

平躺時雙腳彎曲自然放鬆，以神闕穴（肚臍）為中心用手掌心順時針方向按揉腹部，環繞一圈算一次，可以做50-100次。最適合在睡前按摩，隔天就可以順暢排便囉！

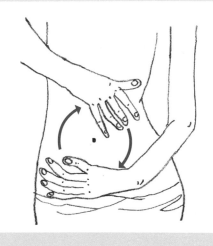

8-7　疲勞氣色差

　　你經常覺得精疲力竭嗎？常常覺得很虛弱，好像快要生病了？明明還沒中午就開始昏昏欲睡？朋友常常說你氣色很差？手腳冰冷大家都說妳是冰棒美人？有這些狀況的朋友要注意了！你可能已經是過勞一族，過勞是指過度耗傷身體的氣血與能量，因此需要靠養氣補血來恢復體力。

● 補氣提神醒腦穴道

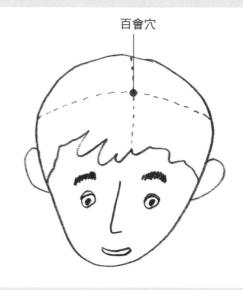

百會穴

- **位置**：在頭頂正中央，位於左右兩耳的連接線與眉間的中心線交會處，穴道處有一個凹陷，按壓有鈍痛感。

- **按摩法**：以中指按壓百會穴，每次3～5秒，反覆按壓10次，一天可以做3～5個循環。 感覺疲勞倦怠時就可以按壓，學生在考試前需要集中精神與注意力，也可以百會穴搭配風池穴多按摩。

- **功效**：百會穴位在頭頂，是手足陰陽經絡、督脈等眾多經脈交會處，故稱為百會。百會穴具有補氣提神醒腦的功效，多按壓可以提高注意力與學習力，同時也可改善頭暈、頭痛、眼睛疲勞、鼻塞、神經痛等多種症狀。

● 大補氣血藥膳

- **材料**：黨參3錢、炒白朮5錢、茯苓3錢、炙甘草1錢半、當歸3錢、炒熟地5錢、川芎2錢、杭白芍5錢、黃耆3錢、肉桂5分、枸杞子5錢、紅棗20個、排骨1斤

- **作法**：先將排骨川燙後備用，將藥材放入鍋中，加水覆蓋；水滾後加入排骨改小火慢燉，煮至排骨熟透後起鍋。

- **功效**：十全大補湯中含有補血的四物湯與補氣的四君子湯再加上溫補陽氣的肉桂以及加強補氣的黃耆，因此最適合氣血虛弱、疲勞倦怠的體質。包括工作過勞、久病體虛、面色萎黃、食慾不振、四肢乏力、手腳冰冷的虛寒體質都很適合。十全大補湯可以兩周服用一帖，長期堅持服用可以改善虛弱體質。

- **注意事項**：月經期的婦女不宜服用。熱性體質需諮詢醫師後再食用。

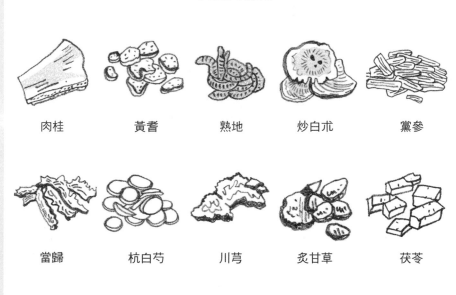

十全大補湯

| 肉桂 | 黃耆 | 熟地 | 炒白朮 | 黨參 |

| 當歸 | 杭白芍 | 川芎 | 炙甘草 | 茯苓 |

8-8 掉髮禿頭

會造成掉髮的原因有許多種，主要常見有：

● 壓力性掉髮

俗稱鬼剃頭、中醫稱「油風」，西醫稱「圓形禿」，通常會在短時間內發生落髮，而且頭皮明顯出現數個圓形、橢圓形大小不等的禿塊。鬼剃頭的發生是自體的抗體去攻擊頭皮毛囊，發生原因多與情緒壓力有關。

● 產後掉髮

生產對女性朋友而言，無論是生理或心理都承受極大的壓力。就西醫的觀點，生產前大量的動情激素使得在生長期的毛囊壽命延長，而產後動情激素銳減，使得進入休眠期的毛囊增加，因而出現明顯的產後掉髮。在中醫則認為產後掉髮跟懷孕期飲食不均衡，生產時失血導致氣血虛，甚至生產大量失血影響腎氣有關。

● 雄性禿髮

雄性禿髮是基因遺傳與雄性激素共同作用造成的掉髮，男女都會發生。飲食不均衡、熬夜晚睡、作息不規律、抽菸都是加重雄性禿髮的因子。中醫認為「腎主骨、其華在髮」，因此頭髮的豐盈茂盛與腎氣有直接的關聯。

掉髮的原因有很多，必須找到掉髮的原因做治療。但是無論哪一種類型的掉髮，都可以藉由早晚各一次的頭皮按摩幫助血液循環，改善毛囊健康，促進毛髮新生。

● 養髮中藥：何首烏

中藥養髮藥材最常使用的就是「何首烏」，何首烏，顧名思義是讓頭髮烏黑亮麗，何首烏能補肝骨，益精血、烏髮鬚，是屬於補血、補骨的藥物。現代藥理研究發現，它還具有抗動脈硬化、改善高血壓和冠狀動脈心臟病的功效。

● 養髮藥膳

- **材料**：何首烏8錢、黑大豆1兩、黃耆5錢、當歸5錢、川芎3錢、紅棗10顆、烏骨雞1隻、米酒適量。

- **作法**：先將何首烏、黑大豆、50CC酒、適量的水熬藥汁備用。將雞肉洗淨，川燙。

  於燉鍋中先放入藥材黃耆、當歸、川芎、紅棗。 放入雞肉，排列整齊。加入熬好的藥汁作湯，另加入少許酒，燉熟即成。

- **功效**：補氣血，益精髓，烏鬚髮，滋養強壯，預防白髮掉髮。

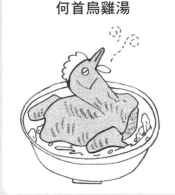

何首烏雞湯

● 頭皮按摩

Step 1 敲打頭皮。雙手指節彎曲採放鬆姿勢，用十隻手指的指腹輕輕敲擊頭皮，敲擊方向由前往後，頭部有督脈、膀胱經、膽經等多條經絡通過，敲打按摩的同時也可以幫助疏通經絡，幫助頭皮減壓。

Step 2 輕拉髮根。雙手指節彎曲採握拳姿勢，在貼近髮根2公分處利用指間縫隙夾住頭髮後輕輕拉起，維持3-5秒後放鬆，反覆此動作至全頭按摩完為止。

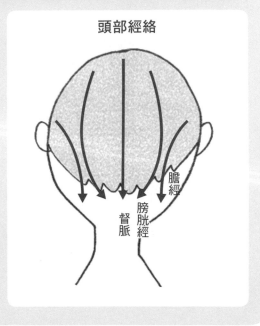

頭部經絡

膽經

督脈

膀胱經

8-9　火氣大痘痘多

　　經常有型男熟女來診所看診，第一句話就是：「醫師，怎麼我已經過青春期很久了，痘痘還是冒不停？」成人痘的發生原因除了荷爾蒙失調（例如女性多囊性卵巢症候群），一般成人痘主要還是跟皮脂腺的分泌有關。造成皮脂腺分泌過度旺盛的原因有：壓力、熬夜晚睡、睡眠不足、飲食失調多吃燒烤炸辣等食物、嚴重便祕等等。

　　痘痘冒不停在中醫認為是臟腑功能失調，如果痘痘只發生在某些部位則可以考慮是對應的臟腑出現問題，通常額頭的痘痘屬於心，多半跟睡眠不足熬夜有關。左臉頰的痘痘屬於肝，與情緒壓力有關。右臉頰屬肺，跟呼吸道疾病有關。鼻周部分屬於腸胃，而下巴的痘痘對應骨盆腔，多半跟便祕與女性婦科問題有關。

　　針對臉部的痘痘，可以利用按壓穴道的方式來改善臉部的氣血循環，活化肌膚的血液、淋巴循環、疏導經絡、幫助皮膚角質層代謝，幫助修復皮膚。

● 抗痘花茶

- **材料**：金銀花2錢、杭菊花2錢、生甘草3錢
- **作法**：用600CC熱水沖泡10分鐘。可重複沖泡，每天一帖。
- **功效**：清熱解毒、抗痘美膚。金銀花、杭菊花都具有消炎、清熱解毒、抗痘的功效。甘草是補益藥，補脾益氣，緩和藥性，能調和百藥。

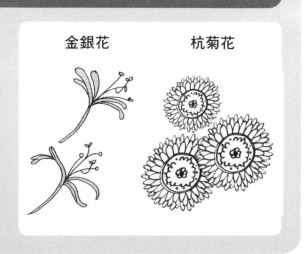

金銀花　　　杭菊花

合谷穴與迎香穴都在手陽明大腸經，此條經絡分布在整個頭面部，可以改善氣血循環，因此具有抗痘美容的功效。

迎香穴

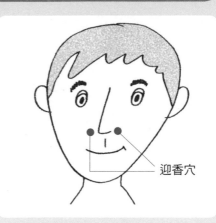

- **位置**：在鼻旁五分，平行鼻孔下緣，與法令紋交界處，按壓有一凹孔，用力按壓有痠脹感。
- **按摩法**：以雙手食指按住迎香穴，大拇指固定在下巴處，用揉按的方式按壓3～5秒，按壓10次。一天可以多做3到5個循環。
- **功效**：按摩本穴能促進面部循環，幫助修復皮膚讓人容光煥發。

迎香穴

合谷穴

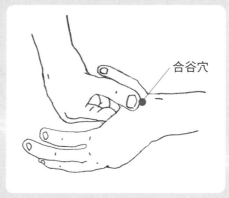

- **位置**：在手部虎口處，大拇指與食指掌骨間靠近食指處。
- **按摩法**：合谷穴的正確按壓方式是朝著食指方向按壓而不是朝掌心按。按壓合谷穴會有痠脹的感覺，痠脹感有時會沿經絡傳導到食指。用大拇指揉按對側手的合谷穴，每次按壓3～5秒，每次按壓十下，交替按壓另一隻手各循環3次。

合谷穴

- **功效**：合谷穴主治非常廣泛，除了美容、抗痘之外包含所有頭面疾病、牙痛、感冒喉痛、鼻塞、吐瀉、高血壓都可以按摩。
- **注意事項**：孕婦不宜按壓。

8-10 眼睛疲勞

隨著3C商品的普及,你是不是上班是電腦族,下班變成低頭族?長時間近距離的盯著電腦以及手機螢幕,會不會經常覺得眼睛乾澀,視力減退,甚至有雲霧或者小黑點飄來飄去呢?這些現象可都是眼睛「初老」的表現喔!要避免眼睛過度使用造成視力退化,可以藉由中醫的眼睛保健操來達成。

● 眼睛保健操注意事項

1. 操作時不可配戴隱形眼鏡。
2. 按摩眼周前先清洗雙手,指甲剪短。
3. 按摩力量輕揉,局部有痠脹感即可,動作和緩為主,切忌用力擦傷眼球、皮膚。
4. 眼睛保健操貴在堅持,持之以恆方能見效,建議每日早晚各做一次。
5. 面部有皮膚病及眼睛局部有發炎疼痛時,暫時停止按摩。

● Step 1:動動眼睛最靈活

將雙眼往最上、最下、最左、最右的方向去看。每個方向做1次為一個循環,做四個循環。

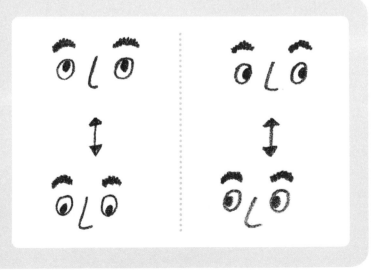

● Step 2：按摩眼周四大穴

● 攢竹穴

- **位置**：左右眉頭內側凹陷處。
- **按摩法**：雙眼閉合，雙手大拇指指腹，分別按左右眉頭的攢竹穴處，其餘四指握拳，拇指以畫圓方式，揉按穴位。先由內而外，按摩4下；再由外而內，按摩4下。做4個循環，共16下。
- **功效**：攢竹穴治療一切眼病。

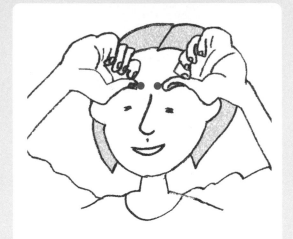

● 睛明穴

- **位置**：兩眼的眼內角與眼眶交界處。
- **按摩法**：雙眼閉合。以拇指與食指指腹，固定在眼內角上方與眼眶骨交界的凹陷處，先向內按然後向上推，一按一推算一下，重複進行共16下。
- **功效**：睛明穴有明目的功效。

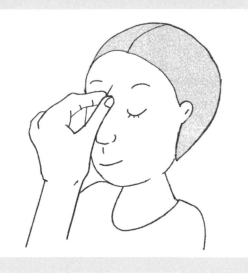

● 四白穴

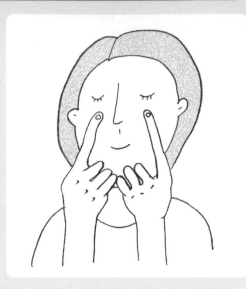

- **位置**：眼睛向前直視，瞳孔正下方，穴位在顴骨上按壓有凹陷。

- **按摩法**：雙手食指指腹，分別按在左右兩側的四白穴，大拇指按壓下巴作為支撐點，其餘3指自然彎曲，食指按揉穴位，先由內而外按摩4下，再由外而內按摩4下，做4個循環，共16下。

- **功效**：四白穴能改善視覺明見四方，治療眼睛紅腫疼痛。

● 太陽穴

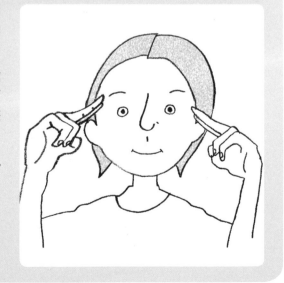

- **位置**：眉尾與外眼角的中點，往後一個大拇指寬度即是太陽穴，按壓有凹陷。

- **按摩法**：以左右手食、中指指腹揉按太陽穴，先由內而外按摩4下，再由外而內按摩4下，做4個循環，共16下。

- **功效**：太陽穴能放鬆眼周肌肉群，治療眼痛、頭痛。

● Step 3：熱熨眼睛做收功

● 熨眼法

● **按摩法**：兩手掌用力搓擦，使其產生熱感，然後迅速按壓在閉合的雙眼上半分鐘，可以反覆多做幾次，使眼部產生溫熱、舒適感。

● **功效**：這個動作稱為「熨眼法」，是藉由手部的溫熱感達到放鬆眼周肌肉，也是眼周按摩之後的收功。

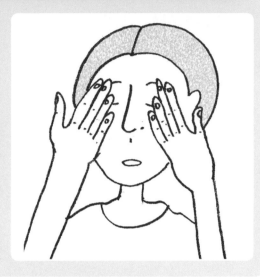

● 對眼睛有幫助的營養素

　　在護眼的營養素中，除了 β 胡蘿蔔素之外，葉黃素、玉米黃素也是相當熱門的營養素。這些營養素存在於黃綠色蔬菜、玉米及中藥枸杞子中。

● 護眼四色肉

● **材料**：枸杞子30g、玉米粒50g、青豆50g、紅蘿蔔丁50g、豬絞肉50g、橄欖油、米酒、醬油、鹽適量。

● **作法**：將橄欖油熱鍋後加入豬絞肉、米酒、醬油翻炒，直到豬肉6-7分熟後，加入枸杞子、玉米粒、青豆、紅蘿蔔丁一起拌炒，待入味熟透後，加一點食鹽調味即可食用。

● **攻效**：護眼四色肉富含胡蘿蔔素與葉黃素，加上枸杞子能滋補肝腎、益精明目，適合用眼過度的族群經常食用。

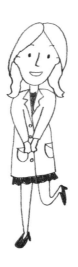

圖解
女中醫給忙碌上班族的第一本養生書

2013年1月初版　　　　　　　　　　　　　定價：新臺幣270元
2019年2月初版第九刷
有著作權・翻印必究
Printed in Taiwan.

著　　　者	羅	珮	琳
繪　　　者	陳	怡	今
叢書主編	李	佳	姍
校　　　對	陳	佩	伶
內文排版	簡	至	成
封面設計	陳	怡	今

出　版　者	聯經出版事業股份有限公司	總編輯	胡	金	倫
地　　　址	新北市汐止區大同路一段369號1樓	總經理	陳	芝	宇
編輯部地址	新北市汐止區大同路一段369號1樓	社　長	羅	國	俊
叢書主編電話	(02)86925588轉5320	發行人	林	載	爵
台北聯經書房	台北市新生南路三段94號				
電　話	(02)23620308				
台中分公司	台中市北區崇德路一段198號				
暨門市電話	(04)22312023				
郵政劃撥帳戶	第0100559-3號				
郵撥電話	(02)23620308				
印　刷　者	文聯彩色製版印刷有限公司				
總　經　銷	聯合發行股份有限公司				
發　行　所	新北市新店區寶橋路235巷6弄6號2F				
電　話	(02)29178022				

行政院新聞局出版事業登記證局版臺業字第0130號

本書如有缺頁，破損，倒裝請寄回台北聯經書房更換。　　ISBN　978-957-08-4135-0 (平裝)
聯經網址 http://www.linkingbooks.com.tw
電子信箱 e-mail:linking@udngroup.com

國家圖書館出版品預行編目資料

女中醫給忙碌上班族的第一本養生書/
羅珮琳著 . 初版 . 新北市 . 聯經 . 2013年1月
（民102年）. 184面 . 17×23公分（圖解）
ISBN　978-957-08-4135-0（平裝）
[2019年2月初版第九刷]

1.中醫　2.養生

413.21　　　　　　　　　　　　　102000990